"十四五"职业教育国家规划教材

供中等职业教育护理、药剂、中医、医学检验技术、康复技术、口腔修复工艺、医学影像技术等专业使用

医护礼仪与形体训练

（第5版）

主　编　王　颖

副主编　杨翠红　邓　岚　江　乙

编　者　（按姓氏汉语拼音排序）

邓　岚（成都中医药大学附属医院针灸学校）

付玉菡（朝阳市卫生学校）

江　乙（桂东卫生学校）

李　杨（长治卫生学校）

刘旭琴（吕梁市卫生学校）

马明翠（通化市卫生学校）

孟　瑶（本溪市卫生学校）

王　颖（朝阳市卫生学校）

王丹凤（大连铁路卫生学校）

韦柳华（河池市卫生学校）

肖泽凤（百色市民族卫生学校）

杨翠红（广东省连州卫生学校）

张晶晶（秦皇岛水运卫生学校）

科学出版社

北京

内 容 简 介

本教材共九章，主要阐述医护礼仪和医护人员的形体训练知识，具体包括医护人员的仪容、服饰、交谈、行为、姿态和形体基本功训练等内容。在上一版的基础上，本次教材修订注重纳入新知识、引入经典案例、更新图片，还增加了"医者仁心"模块，注重课程思政和医德医风的教育，有助于培养医护人员的职业美感和良好的品德修养。

本教材可供中等职业教育护理、药剂、中医、医学检验技术、康复技术、口腔修复工艺、医学影像技术等专业使用。

图书在版编目（CIP）数据

医护礼仪与形体训练/王颖主编 . —5 版 . —北京：科学出版社，2021.10
"十四五"职业教育国家规划教材
ISBN 978-7-03-070491-7

Ⅰ.医… Ⅱ.王… Ⅲ.①医药卫生人员 – 礼仪 – 中等专业学校 – 教材
②医药卫生人员 – 形体 – 健身运动 – 中等专业学校 – 教材 Ⅳ.R192

中国版本图书馆 CIP 数据核字（2021）第 225039 号

责任编辑：张立丽 / 责任校对：张小霞
责任印制：霍 兵 / 封面设计：涿州锦晖

科 学 出 版 社 出版
北京东黄城根北街16号
邮政编码：100717
http://www.sciencep.com
北京世汉凌云印刷有限公司 印刷
科学出版社发行 各地新华书店经销
*
2003年 2 月第 一 版 开本：850×1168 1/16
2021年10月第 五 版 印张：5 3/4
2023年12月第四十五次印刷 字数：132 000

定价：39.80元
（如有印装质量问题，我社负责调换）

前　言

　　党的二十大报告对新时代新征程上推进健康中国建设作出了新的战略部署，提出"把保障人民健康放在优先发展的战略位置"。这凸显了以人民为中心的发展思想，是推进中国式现代化的重要内涵。这对医药卫生事业提出了更高要求。贯彻落实党的二十大决策部署，积极推动健康事业发展，离不开人才队伍建设。"培养造就大批德才兼备的高素质人才，是国家和民族长远发展大计。"教材是教学内容的重要载体，是教学的重要依据、培养人才的重要保障。本次教材修订旨在贯彻党的二十大报告精神，坚持为党育人、为国育才。

　　本教材的编写旨在贯彻党中央、国务院关于加强和改进新形势下职业教育教材建设的意见；为落实《国家职业教育改革实施方案》《职业院校教材管理办法》等文件精神，打造中等职业教育精品教材，适应护士执业资格考试大纲的要求，更好地满足各院校对教育数字化改革的需求，契合卫生职业院校优势教学资源共建、共享的发展需要。

　　本次教材修订坚持"工学结合、知行合一"的职业教育培养理念，结合各校对学生技能培养、解决临床问题能力的培养及护士执业资格考试题型变化的需求，采用案例引导的编写模式，将工作情景与专业理论相结合，突出职业教育特色。在上一版教材的基础上，教材内容除正文、案例、链接、考点、自测题以外，还增加了"医者仁心"模块，注重课程思政和医德医风教育，着力培养学生"敬佑生命、救死扶伤、甘于奉献、大爱无疆"的医者精神。在书后附自测题参考答案，并配有全部教学内容的 PPT 课件，供教学使用。

　　本教材的编写人员都是来自教学一线的老师，他们结合教学实际、临床实际、护士执业资格考试大纲的要求，完成本教材的编写任务。本教材在编写的过程中得到了各位编者和所在学校的大力支持，在此表示衷心的感谢！由于编者水平有限，书中可能有疏漏之处，恳请读者批评指正。

编　者

2023 年 6 月

配 套 资 源

欢迎登录"中科云教育"平台，免费数字化课程等你来！

　本教材配有图片、视频、音频、动画、题库、PPT课件等数字化资源，持续更新，欢迎选用！

"中科云教育"平台数字化课程登录路径

电脑端

▶ 第一步：打开网址 http://www.coursegate.cn/short/Q1Q4Y.action
▶ 第二步：注册、登录
▶ 第三步：点击上方导航栏"课程"，在右侧搜索栏搜索对应课程，开始学习

手机端

▶ 第一步：打开微信"扫一扫"，扫描下方二维码

▶ 第二步：注册、登录
▶ 第三步：用微信扫描上方二维码，进入课程，开始学习

PPT课件：请在数字化课程各章节里下载！

目　录

第 1 章
绪 论

礼仪是人类社会的一种行为规范，是一个民族道德修养、文明程度的外在表现，是一个国家精神文明和社会进步的重要标志。今天，各行各业都把礼仪培训作为行业上岗培训的基本内容。在医疗工作中，加强医护人员礼仪修养的培养，对促进医疗卫生事业的发展有着非常深远的意义。

案例 1-1

小贺工作的医院举办了一次全省心内科专家联席会议，邀请各医院心内科医生参加，小贺负责接待工作。在会场，小贺自己在前面快速地走着，上电梯时他也第一个进去，全程让客人在后面跟随他，帮助客人引路。会议结束后，上级对小贺进行了批评，建议他深入学习礼仪知识。

问题：1. 小贺被上级批评的原因是什么？
2. 小贺有哪些行为不合乎礼仪规范？

一、礼仪的概述

（一）礼仪的概念

礼仪是在人际交往中约定俗成的行为规范与准则，是对礼貌、礼节、仪表、仪式等具体形式的统称。

礼貌是在人际交往中通过语言、动作、仪容等表现出的尊重和友善，它是礼仪的基础；礼节是人们在社会交往场合，为表示尊重、友好、祝福、哀悼等使用的形式，是礼貌的具体表现方式；仪表是人的外表，如容貌、服饰、姿态等；仪式是指在一定场合举行的，具有专门程序的规范化活动，如颁奖仪式、开幕仪式、签字仪式等。

礼仪，实际上是由一系列具体表现礼貌的礼节所构成，是表示礼貌系统完整的过程。

（二）礼仪的特点

礼仪是在人类发展的进程中约定俗成、沿习而成的。与其他行为规范相比，礼仪有其独有的特点，主要表现在以下几个方面。

1. 共同性　礼仪是人类在社会生活中产生的行为规范。礼仪是全人类共同的需要，它跨越了国家和民族的界限，不分国别、种族、性别、年龄、阶层，只要存在交往活动，人们就需要通过礼仪来表达彼此的情感和尊重。尽管有些礼仪的表达形式不同，但人们对礼仪的需要却是相同的。

2. 传承性　礼仪是长期生活及交往中的习惯、准则，其固定并沿袭下来，流传下去，并形成一定的民族特色。礼仪一经形成，便会有一个相对的延续过程，其被一代一代地传承下去，这就是礼仪的传承性。

3.差异性　不同的文化背景产生的礼仪文化也不同，不同的地域文化决定了礼仪的内容和形式的差异。礼仪的差异性还表现在礼仪的等级差别上，即对不同身份地位的对象施以不同的礼仪。此外，行业礼仪也有差异性，如航空、医务、公务、外交行业等的礼仪各具特色。

4.通俗性　礼仪是由风俗习惯演变而成的。它简单明了，通俗易懂，人们可以通过耳闻目睹掌握和运用，简单易学，用之有效。但是随着时间的推移，礼仪的内容也逐渐趋于规范化和系统化。

5.限定性　礼仪主要适用于交际场合，如一般的人际交往与应酬。在这个特定范围内，礼仪是行之有效的，离开了这个范围，礼仪未必适用，这就是礼仪的限定性。

6.时代性　社会在发展，时代在前进，礼仪文化也不是一成不变的，它随着社会的发展而不断发展。礼仪在实践中不断完善，并被赋予新的内容。此外，随着各国、各民族的交往越来越密切，礼仪也需与时俱进、推陈出新，形成时代特色。

（三）礼仪的作用

1.沟通作用　在人际交往过程中，用礼仪的相关行为规范来指导自己的交际活动，会给对方留下良好的印象，起到沟通的作用。例如，热情的问候、善意的目光、亲切的微笑、文雅的谈吐、合体的服饰、得体的举止等，可以促使人们成功交流和沟通。

2.协调作用　礼仪是人际关系的调节器，正确地使用礼仪可以联络人们之间的感情，架起友谊的桥梁，协调各种人际关系，营造和谐的社会氛围。

3.教育作用　礼仪规范作为人类的教育工具，蕴涵着丰富的文化内涵，潜移默化地影响着人们的心灵。用礼仪规范教育他人，通过评价、劝阻、示范等教育形式纠正人们不良的行为习惯。

4.美化作用　礼仪规范讲究的是和谐，强调内在美与外在美的统一，使心灵美、仪表美、举止美有机结合。人们学习、运用礼仪，可以塑造自身良好形象，展示美好风采，进而美化生活。

（四）礼仪的基本原则

遵守礼仪规范，坚持礼仪原则，是学习礼仪、运用礼仪的关键，因此，必须掌握礼仪的以下七个基本原则。

1.自觉遵守　在人与人的交往中，每位参与者都要自觉、自愿地遵守礼仪规范，按照礼仪的要求去规范自己的言行举止，都要有自觉遵守礼仪规范的义务。

2.严于律己　学习、使用礼仪最重要的是严格要求自己，有约束、克制自己的能力，自觉按礼仪规范去做，严于律己，以礼待人。

3.宽以待人　在与人交往时，要宽容豁达，要容忍他人、体谅他人、理解他人，而不应该求全责备、吹毛求疵。

4.尊敬他人　人们在交往活动中，要互尊互敬，和谐相处，友好对待他人，将对他人的重视、尊敬、友好放在第一位。

5. 真诚平等　真诚是人际交往中的基本态度，是外在行为与内在道德的统一。与人交往要做到待人真诚、表里如一、言行一致、诚实守信。人际交往的核心是尊重交往对象，因此，运用礼仪时，要平等地对待他人，要以礼相待。

6. 入乡随俗　由于国情、民族、文化背景的不同，随着环境的变化，要做到入乡随俗，与大多数人的礼俗保持一致，切勿自以为是，指责他人，否定他乡的风俗习惯。

7. 适度得体　做任何事情都要讲究适度得体，礼仪也是如此，运用礼仪时必须注意技巧，讲究方法，把握分寸，合乎规范，做到适度和得体，防止过犹不及。适度得体的具体要求：感情要适度、言谈要适度、举止和修饰要适度。

考点　礼仪的概念、作用、基本原则

二、学习医护礼仪的意义和方法

（一）医护礼仪的概念

医护礼仪属于职业礼仪范畴，是医护工作者在进行医疗护理和健康服务过程中，形成被大家公认并应自觉遵守的行为规范和准则。它既是医护人员素质修养的外在表现，也是医护人员职业道德的具体表现。礼仪所研究的领域是人类的行为，由于人类行为存在可变性，礼仪的概念也是可变的、发展的。

医护礼仪主要是研究医护人员行为艺术的学问，是一门新型的综合性应用学科，是人文科学的重要组成部分之一。它汇集了医护礼仪、临床案例、形体训练等有关知识成果，顺应现代社会发展的需求而产生，对提高医护人员的素质和缓解医患之间紧张的关系具有重要意义，因而具有新鲜的生命力。

（二）学习医护礼仪的意义

随着医学科学的发展和医学护理模式的转变，特别是护理工作扩展到生理、心理、社会的范畴，为满足患者需要，医护人员树立良好的职业形象显得尤为重要。因此，医护人员必须要学习专业礼仪知识，培养良好的礼仪修养。

在医疗服务的过程中，医护人员的言谈、举止、仪表、仪态都会对服务对象的心理和健康产生很大的影响。礼仪知识的学习与运用可以培养医护人员的良好素质，帮助其树立良好职业形象。

（三）学习医护礼仪的方法

1. 学习礼仪知识　医护人员应通过各种渠道，全面获取有关礼仪规范的知识，同时在社会交往实践中进行运用。

2. 反复训练　一个人的礼仪修养不是与生俱来的，而是通过课堂上的模仿学习以及课后反复训练逐渐积累而成的。因此，平时应注意多加训练，才能提高自己的礼仪素养。

3. 多次实践　要使自己成为一个知礼、守礼、行礼之人，就必须把礼仪的知识反复运用到实践中去，从而形成礼仪行为。

自 测 题

一、名词解释

1. 礼仪　2. 医护礼仪

二、填空题

礼仪的原则是_____、_____、_____、_____、_____、_____、_____。

三、单选题

1. 下列哪个不属于礼仪的作用

　A. 沟通作用　　　　B. 协调作用

　C. 示范作用　　　　D. 教育作用

　E. 美化作用

2. 下列哪个不属于礼仪的特点

　A. 共同性　　　　B. 差异性

　C. 时代性　　　　D. 易学性

　E. 传承性

四、简答题

学习医护礼仪的方法有哪些?

第 2 章
人 际 关 系

人与人之间的关系错综复杂、微妙多变、捉摸不透。有些人在人际交往中如鱼得水，和谁都能和睦相处；有些人的人际关系却一塌糊涂，处处与人结怨结仇。人际关系处理得好，事半功倍；人际关系处理得不好，事倍功半。《黄帝内经》中指出"病为本，工为标，标本不得，邪气不服""标本已得，邪气乃服"，这是指在治疗过程中，患者为本，医护人员为标，医患双方配合得不好，疾病就不易医治；医患双方配合得好，利于患者的疾病康复。那么医护人员在临床工作中会遇到哪些人际关系，应如何处理这些人际关系呢？本章将围绕医护人员相关的人际关系进行详细阐述。

案例 2-1

刚到医院工作的年轻护士小李，在进入科室之前，她从认识的前辈和同事那里提前了解科室的基本情况。第一天上班，她穿戴整齐，提前 15 分钟到岗，见到科室的人员，不论是医生、护士还是护工，她都礼貌地打招呼说："您好！我是新来的护士小李。"进入病房操作时，她主动微笑着与患者说话，非常认真地做着每一件事，操作完成后，她没有休息，而是到病房巡视，主动询问患者有什么需求和帮助。整整一天，她一刻也没有闲着，给同事们留下了深刻的印象。

问题：1. 护士小李在工作中建立了哪些人际关系？
2. 在今后的工作中，她还会涉及哪些人际关系？
3. 如何处理这些人际关系？

人际关系是指人与人之间的关系，是人们在社会生活中，通过相互认知、情感互动和交往行为所发生、发展和建立起来的人与人之间的相互关系。每一个人都脱离不了人际关系，与亲人、同学、同事、朋友、领导等的关系都属于人际关系，只要生活在社会中就需要处理人际关系。因此，科学、艺术地建立和调节好医护人际关系，形成良好的医护人际关系，在护理工作中极其重要。构建和谐的人际关系是医护人员的主要工作内容之一，关系着医院的建设和个人的发展。

一、人际关系的艺术

医护人员需要掌握人际关系的艺术，即在人际交往中选择适当的表达方式、时机和环境，使交往顺利进行，以稳定人际关系。

（一）对服务对象要热情、尊重、真诚、礼貌、宽容

热情，是人际关系的催化剂，可以使人与人之间氛围变得亲近和轻松愉悦；尊重，是通过面部表情、肢体语言以及手势动作表达出对他人的关心；真诚，是用真心获得患者和同事的信任；礼貌，是要有得体的行为举止、语言、仪表等；宽容，是能够适当原谅别人的缺点、错误或对

自己的伤害，不斤斤计较，"得饶人处且饶人"，同时，在心理上容纳各种不同特征的人。

（二）要保持适当距离

保持适当距离，应以诚恳的态度，让对方拥有合理的自由，在和谐中保持各自的独立。作为医护人员，对患有传染病的患者，要做好自我防护；对一些反应较敏感或不善于与人沟通的患者，应适当与其保持一定的距离，否则会使对方产生不安全感和紧迫感，甚至引发反感、厌恶和愤怒等对抗情绪。因此，某些情况下保持适当的距离，有利于沟通情感并减少对方的心理压力。

（三）说话要讲究策略、谨慎、留有余地

案例 2-2

　　某医院刚上班半年的护士小张在交班时与跟她接班的护士小王说："我刚才看到了19床的检验结果，那个女大学生原来是宫外孕啊！"正巧，患者家属经过病室门口打算进来，小张说的话被他听到。家属非常激动，想要动手，并说："你是怎么当护士的，怎么可以在背后随便议论患者的病情？你不知道这是患者的隐私吗？你们护士长在哪儿，我要去投诉你！"

问题：1. 患者家属为什么想要投诉小张？

　　　　2. 如果你是小张，你会怎么做？

　　语言的力量非常强大，作为护士要发自内心地用真诚、不做作、不虚伪的语言来打动患者的内心，让他们感到温暖。医护人员的一句安慰、鼓励的话可以使患者转忧为喜，对治疗充满信心；相反，一句恐吓、打击的话，可以使患者焦虑、抑郁、恐惧，甚至不愿意配合治疗，使病情恶化。因此，在与患者沟通时，一定要运用各种沟通技巧和策略，并且言谈要谨慎，留有余地，减轻患者的心理负担，还要时刻谨记医护人员的职业道德，保护患者隐私。

二、影响人际关系的因素

　　有的人拥有良好的人际关系，而有的人却很难处理好人际关系，影响人际关系的因素有如下几个方面。

（一）仪表

仪表可影响人们彼此间的吸引力，从而影响人际关系的建立和发展。特别是在初次见面时，仪表在人际关系中占有重要的地位，但随着交往时间的增加，仪表因素的作用可逐渐减少。

（二）空间距离与交往频率

空间距离是影响人际关系的一个因素。距离越接近，交往的频率越高，就越容易建立良好的人际关系。

（三）个性品质

个性品质是影响人际关系的重要因素，它实际上是人格美的具体表现，如正直、真诚、善良、热情、宽容、幽默等。外表美是一时的，而心灵美是经久不衰的。比起容貌和才能，个性品质具有的吸引力更加持久、稳定、深刻。在实际的生活中，那些心灵美的人更容易受人欢迎和喜爱，也更容易建立起良好的人际关系。

（四）相似性与互补性

1. 相似性　彼此间态度、价值观，以及人格特质的相似性是影响友谊的重要因素。

2. 互补性　需求上的互补，即一方所需要的正是另一方所能提供的；或一方所缺少的，正是另一方所具备的，都可能导致彼此间的吸引。

三、临床中各种人际关系的处理

医院内的工作属于协作性工作，不是一个人能单独完成的，因此医护人员要想获得医疗活动的成功，建立良好的人际关系是十分重要的一环。现代医院和社会发展的需要也要求医护人员全身心、全方位地为患者提供优质医疗服务。医护人员不仅要具备丰富而扎实的医学知识、掌握过硬的医护技术，还需要学习丰富的人文社会学知识并运用到临床工作当中，为患者提供人文关怀。医护人员的人际关系涉及临床工作的各个方面，有医护人员与患者及家属的关系、医生与医护人员的关系、医护人员与医院内其他工作人员的关系等，形成一个"以患者为中心"的医护人员人际关系网络（图2-1）。

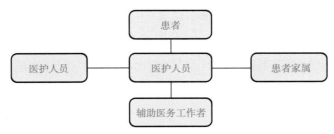

图 2-1　医护人员的人际关系网络

医者仁心　　　　　　　　疫情中的医患关系

在2020年新型冠状病毒肺炎疫情中的医患关系让人们难以忘怀、十分感动。医护人员一张张被口罩勒出印痕的脸庞，身穿防护服负重前行的背影，深深地印在了人们的心里。而医护人员与患者互相理解、彼此信任的故事，让人们看到了中国医患关系最美好的样子。

在武汉的方舱医院里，医护人员与患者一起跳舞、演小品，一起做操、打太极，用这些方式鼓励、帮助患者锻炼身体。医护人员还为患者过生日、送祝福，相互加油打气，一起哭、一起笑，这些如朋友一般的互动，是人们非常愿意看到的。因为疫情，很多医护人员与患者成了朋友，他们理解并善待彼此，这份来自双向的爱，给了人们安慰和力量。

（一）医护人员与患者及家属的关系

医护人员与患者及家属的关系是医疗人际关系的核心，双方通过医疗活动建立起一种特殊的人际关系。医患同心，彼此间互相信任、理解、尊重、帮助才是正常的医患关系。

1. 医护人员与患者的关系　医护人员是患者心目中的白衣天使，也是救死扶伤的战士，他们的形象是高尚和美好的。医护人员在不断提高思想认识、积累医学知识、丰富临床经验的同时，要注重良好性格、品质的培养，注重提高沟通和服务意识，注重处理好与患者之间的关系。医护人员要处理好与患者之间的关系，需要做到以下几个方面。

（1）保持微笑与乐观的情绪：首先，医护人员面对患者要保持微笑。微笑服务不仅是礼貌的表现，而且是医护人员以真诚态度取信于患者的重要方式。微笑胜过千言万语，可以带给患者无限春风；可以使刚入院的患者消除紧张感和陌生感；可以使重症患者消除恐惧和焦虑；可以使患儿消除孤独等。其次，医护人员还要保持乐观的情绪。在工作中需要控制好自己的情绪，保持乐观的态度，从而感染患者，缩短与患者之间的距离。

（2）与患者随时沟通：医护人员与患者接触最多，关系也最密切，因此，在对患者做各项治疗、护理时，要养成随时与患者沟通的好习惯。如医护人员应主动向患者询问："您昨晚睡得好吗？""您有需要我帮助您做的事情吗？""您现在该翻身了，让我来帮助您。"离开病房前环视一遍，询问"您还有什么事情吗？好，您先休息，我一会儿再来看您。"若患者提出问题，应耐心细致地回答。

（3）耐心倾听、适时引导：①耐心倾听，倾听能满足患者的心理需求，也能让医护人员全面了解患者情况。首先，要用心听，听清楚、听完整，不要打断对方。其次，在倾听时应掌握与患者之间的距离、姿态、面部表情、目光等方面的技巧。在倾听的过程中，用点头和轻声附和表示自己在认真地听。医护人员不仅要训练自己"会说"，还要训练自己"会听"。②适时引导，遇到患者的想法不合理时，护士应适当给予说服劝导。例如，某手术患者认为术后要静养，多活动会影响伤口愈合，甚至导致伤口裂开，护士对其进行合理引导，讲解术后活动的重要性，让患者理解，适度活动可以促进伤口的愈合和疾病的恢复。

案例 2-3

护士小刘遵医嘱为患者发药。患者说医生查房时告知需服用两种药，便冲着小刘护士大喊："我怎么只有一种药？你发错了吧？"小刘觉得委屈，情绪激动地冲患者嚷道："我按照医嘱发药，没有发错。你的医生只开了一种药！"

护士长复核了医嘱后，确定医生只开了一种药，立即联系了主管医生。护士长向患者解释："对不起，小刘护士的确是遵医嘱发的药，您的主管医生马上为您补开另一种药。医生给您做的用药指导，您记得真清楚，我们特别乐意和您这样配合治疗的患者交流。"患者高兴地回答："没事，护士长，医生补开后，发给我就行啦。"

问题：1. 护士小刘对患者的回应合适吗？
2. 遇见患者及家属埋怨、发脾气、指责等情况时，医护人员需要怎么做？

（4）换位思考：当前医患矛盾多为医患之间沟通不畅导致的。学会换位思考，可以站在对方的角度更好地处理冲突和矛盾。患者及家属因为自己或亲人生病十分痛苦、焦虑，因此，医护人员在与患者交流的过程中需要多理解、体谅患者及家属，进行换位思考。在被患者指责时，首先应站在患者的角度，体谅患者、理解患者；其次，在面对护患存在信息不对称的情况下，要学会站在患者的角度考虑问题，安抚患者情绪，及时与医生核实并保持信息一致，避免让患者对医护人员的专业及态度产生怀疑。

（5）鼓励、感谢、道歉、提出请求

1）鼓励：鼓励可以更好地帮助患者克服治疗过程中的困难，充分调动其主动性、积极性，增强战胜病魔的信心，对治疗能起到事半功倍的效果。医护人员应适时地鼓励患者，并让其说出自我感受，如手术后患者在床上翻身，医护人员对其进行协助并鼓励道："真棒，您很勇敢，多活动有利于术后恢复。"

2）感谢：医护人员应养成致谢的习惯，只要得到了患者的理解、支持、配合就应及时致谢。如"谢谢您的合作！""太感谢了，您辛苦了！"，这样能够让患者感到温暖，更愿意配合医护人员的治疗。

3）道歉：在临床工作中，如果自己的言行有失礼，打扰、妨碍别人，应及时向对方道歉。道歉应真诚，基于事实，不过分贬低自己。医护人员应使用文明的道歉用语，并且注意声调柔和，一般场合可以说"对不起""让您久等了""让您受累了""很抱歉"；有愧于他人可以说"非常惭愧""请您原谅"；有劳别人可以说"打扰了""麻烦了"等用语。

4）提出请求：在临床护理工作中，医护人员常常需要别人的配合和帮助，提出请求的方式、方法关系到能否请求成功。医护人员通常使用的请求语有"请""劳驾""麻烦您""请教"等词语。当请人帮忙时，应怀有感激之心，并表达感谢。在提出请求时，适时地给予别人肯定、称赞或鼓励，会让人心情愉悦，并愿意给予帮助。

此外，记住患者的名字并使用恰当的称呼，也能够拉近医护人员与患者的距离。

2. 医护人员与患者家属的关系　患者家属是患者病情的知情者，是患者的心理支持者、生活照顾者，也是治疗护理过程的参与者，家属的关怀对患者是一种极大的安慰。因此，对待患者家属就需要如同对待患者一样耐心、和蔼、热情、真诚，尽可能满足他们的需要，从而使他们对医护人员产生信任感，这样医护人员的工作才能顺利进行。

（1）尊重患者家属：医护人员要真诚地对待患者家属，态度和蔼，语言亲切，尊重患者家属，并能进行换位思考。

（2）指导患者家属参与患者治疗：主动向患者家属介绍患者的病情诊断及预后情况，帮助他们掌握相关的医学知识，让他们能够共同参与患者的治疗、护理过程。

（3）给予患者家属心理支持：医护人员应理解、体谅患者家属的处境，帮助家属正确认识疾病，提供心理支持，减轻家属的心理负担。

（二）医护人员之间的关系

医护人员在临床科室中除与患者接触较为密切外，与同事的接触也较密切，医护人员之间的关系也是医护人员人际关系的一个重要组成部分。

1. 医护关系　医生与护士之间的关系称为医护关系。医护关系在医务人员的关系中是非常密切且重要的。医生与护士之间应该是同事、战友、朋友的关系，是携手并肩，共同守护患者、抵御疾病的人。新型的医护关系是以同心同德、互相支持、真诚合作的道德规范为基础，并由传统的"主从型"变为"并列互补型"。

医护人员在交往过程中，应该以诚相待、宽以待人，善于化解矛盾，学会换位思考。遇事时，多站在对方的角度考虑问题，包容他人，也会受到他人的尊重。正确处理好医护关系，可以促进团队协作。医护人员在交往过程中，应做到如下几个方面。

（1）相互尊重，取长补短：医生与护士既有分工又有协作，两者相辅相成，不能相互替代。由于护理工作的特殊性，护理人员可以及时对诊疗工作提供信息和建议，及时发现医疗工作中的差错。因此，护士不能轻视自己的工作，更不要只机械地执行医嘱，按吩咐办事；医生应尊重护士的劳动，在工作中取长补短，认真听取护士的建议，不要自以为是。只有建立科学、合理的医护关系，使医护之间通力协作，才能有效地提高医疗护理质量。

（2）相互信任，精诚合作：建立一个融洽和谐的集体，医护双方需要相互信任，要理解对方的辛苦，信赖对方的能力，珍惜各自的劳动成果。护士与医生存在分歧时，应冷静下来自我反思，不要因为对方给自己带来麻烦而抱怨、指责，应主动地与对方交换思想、消除误会，积极化解矛盾。医生与护士精诚合作，建立良好的医护关系既是医护人员医德修养的重要体现，也是完成医疗活动、积极救治患者、促进患者康复的重要保证。

（3）相互理解，主动配合：医生与护士的服务对象都是患者，医生与护士在医疗过程中犹如左手与右手，只有相互理解、积极配合、共同合作才能完成每一个患者的治疗与康复。在临床护理工作中，如护士对药物配伍禁忌、药物浓度、剂量或患者病情变化等产生疑问，护士需及时向医生礼貌地提出意见并进行相应的解释。

例如，心内科病房内医生护士工作非常忙碌。李先生是一位心绞痛患者，已住院一周，病情稍有好转。当晚在病房看中国足球队比赛直播时，情绪激动，心绞痛又发作。医生给他做完心电图后，下了口头医嘱为：立即给患者舌下含服硝酸甘油 10mg，并进行心电监护。护士小刘复述医嘱，在医生确认后，便立即执行口头医嘱，服药后患者自述症状有所缓解。当护士小刘处理完患者，进行医嘱核对签名时，发现医生漏写了舌下含服硝酸甘油的口头医嘱，于是立即提醒医生，医生马上补写了医嘱，并且非常感激护士小刘。小刘在发现医嘱问题之后及时提醒医生，这就是医护之间的互相支持。这样做不仅可以保护医生，还可以规避医疗事故的风险，从而构建良好和谐的医护关系。

2.护际关系　护士之间的关系称为护际关系。护士承担着繁重的护理任务，护理团队中的每一个人都需要与他人配合完成护理工作。因此，护士之间应彼此平等、相互尊重、团结协作、彼此监督。护士应正确把握"集体利益"与"个人利益"的关系，本着"患者第一"的原则，使整个护理工作处于和谐有序的状态。在护际关系中，护士需要做到如下几个方面。

（1）培养良好的个性：性格内向的护士应多与人沟通，多参加集体活动；性格外向的护士应多关心、尊重性格内向的护士。

（2）谦虚谨慎，营造和谐气氛：年长护士对年轻护士应多关心、多指导，把自己积累的工作经验适时地传授给年轻护士，不以教训、刁难的态度，而是耐心地教导年轻护士；年轻护士也应尊重年长护士，对其指出的错误虚心接受，有则改之，无则加勉，并且要勤奋好学，积极工作。

（3）运用文明用语：在工作中，同事之间应相互尊重，使用文明用语，忌用指责、命令、训斥的语气与对方交流。

（4）严格执行交接班制度：交接班是最基本的工作，每班实行口头、书面、床旁交班，做到交接班清楚，责任分明，不互相推诿。

（三）医护人员与医院内其他工作人员的关系

医院由众多学科和不同科室组成。医院人员分工较精细，因此需要院内所有人员密切配合。只有医护人员及医院内其他工作人员相互协作、理解包容，才能建立良好的关系，顺利完成患者的医疗过程，促进患者的康复。

 案例 2-4

> 有患者反映 8 号外科病房的电视机坏了，护士小张马上通知后勤科派人来修理。因电工老李先去放射科修电路，到外科病房时已耽搁一小时，导致患者没能看到电视直播的一场重要排球比赛，患者表示相当不满。当老李来到病房时，护士小张叮嘱老李尽快修理好电视，并跟老李详细说明了患者不满的原因。修理完成后，他们一起向患者诚恳地道歉，并将重播时间告诉了患者，进而取得患者的谅解。
>
> 问题：1. 小张面对患者的不满是何态度？
>
> 　　　2. 她与老李又是如何一起配合处理问题的？

医护人员在与其他人员的交往中，应相互理解、尊重、支持、配合。如果是因为自己的疏忽给对方造成不便和麻烦，应主动承担责任，向对方表示真诚的歉意，并做自我批评；如果是对方的失误，造成自己工作的被动，也不要一味地埋怨和指责，而应珍惜对方的劳动，尊重对方的人格，运用交往技巧，将失误造成的后果降到最低，共同完成任务，确保医院工作正常运转。

考点　医护人员各种人际关系的处理

自测题

一、名词解释

人际关系

二、填空题

影响人际关系的因素有_____、_____、_____、_____。

三、单选题

1. 随着医疗模式的转变，医护关系由"主从型"转变为
   A. 并列互补型　　　　　B. 主动被动型
   C. 共同参与型　　　　　D. 命令服从型
   E. 指导合作型

2. 在医护人员与患者交谈中，换位思考是指医护人员
   A. 同情患者　　　　　　B. 怜悯患者
   C. 鼓励患者　　　　　　D. 表达自我感情
   E. 理解患者

3. 医疗人际关系的核心是
   A. 医护关系　　　　　　B. 护际关系
   C. 医患关系　　　　　　D. 朋友关系
   E. 医护人员与患者及家属的关系

4. 关于护际关系沟通，以下错误的是
   A. 护士长应以身作则，合理调配工作，一视同仁
   B. 护士长应平易近人，关心体贴护士，以情服人、以理服人
   C. 年长护士做好帮带年轻护士的工作
   D. 年轻护士不必体谅年长护士
   E. 护士尊重理解护士长

四、简答题

如何处理医护人员与患者之间的关系？

| 第 3 章 |
一般交往礼仪

交往礼仪是社会交往活动中人们应共同遵守的行为规范和准则。每个人都应遵守文明礼仪，礼貌待人，树立自己的良好形象，使人与人之间的关系更加融洽。

一、介绍礼仪

1. 自我介绍　会场介绍时，首先要用亲切柔和的目光环视现场，然后行鞠躬礼；普通场合介绍时，首先要和对方打招呼，取得对方的注意，然后做自我介绍。根据社交场合的不同自我介绍分为五种方式。

（1）应酬式：适用于某些公共场合和一般性的社交场合，这种自我介绍最为简洁，往往只介绍姓名一项即可，如"你好，我叫××""你好，我是××"。

（2）工作式：适用于工作场合，介绍本人姓名、在职单位及其部门、职务或从事的具体工作等。如"您好，我叫××，是××医院××科的护士"。

（3）交流式：适用于社交活动中，希望与交往对象进一步交流与沟通。应介绍姓名、工作、兴趣爱好等。如"你好，我叫××，在××医院工作。我的兴趣爱好是××"。

（4）礼仪式：适用于讲座、报告、演出、庆典、仪式等一些正规而隆重的场合。介绍姓名、单位、职务等，同时还应加入一些适当的谦辞、敬辞。如"各位来宾，大家好！我叫××，是××学校的学生。我代表学校全体学生欢迎大家光临我校，希望大家……"。

（5）问答式：适用于应试、应聘和公务交往。问答式的自我介绍，应该是有问必答，对方问什么就回答什么。

根据目的确定自我介绍的方式，自我介绍宜简短、实事求是、富有特色、充满自信、落落大方、笑容可掬、态度诚恳、自然亲切、友好随和。要敢于正视对方的双眼，做到胸有成竹。

2. 介绍他人　是经第三方为彼此不相识的双方引见、介绍的一种方式。第三方介绍通常都是双向的，即将被介绍双方均作一番介绍。介绍时要先征求被介绍者意见，如"请允许我向您介绍……"，被介绍者则应起身站立，面带微笑，注视对方，以示认真对待；介绍完毕，双方要相互点头微笑或是语言互相问候，以示礼貌，如"你好，很高兴认识你""你好，很荣幸认识你"等。在介绍他人时，站立姿势标准，右臂肘关节略屈并前伸，手心向上，五指并拢，手指指向被介绍者。

根据实际需要的不同，为他人进行介绍时的内容、方式也会有所不同。通常有以下几种形式。

（1）标准式：适用于正式场合。内容以双方的姓名、单位、职务为主。如"我给两位介绍一下，这位是 ×× 医院护理部的 ×× 主任，这位是 ×× 医院的 ×× 医生"。

（2）简洁式：适用于一般的社交场合。内容往往只有双方的姓名。如"我来介绍一下，这位是 ××，这位是 ××，你们认识一下"。

（3）强调式：适用于各种社交场合。内容除被介绍者的姓名外，往往还会刻意强调一下其中某位被介绍者与介绍者之间的特殊关系，以便引起另一位被介绍者的重视。如"这位是 ×× 老师，这位是 ××，是我的侄女，在您的班上学习，请您对她严格要求，多多关照"。

（4）引见式：适用于普通的社交场合。进行这种介绍时，介绍者将被介绍者引荐到一起，不需要表达任何具有实质性的内容。如"两位认识一下，大家都是同行，现在请你们自报家门"。

（5）推荐式：适用于比较正式的场合，多是介绍者有备而来，有意将一方引荐给另一方。通常会对一方的优点加以重点介绍。如"×× 总经理，这位是 ×× 先生，×× 先生是一位在管理方面的专业人士，对企业管理很有研究，在业内享有较高的声誉"。

3. 介绍顺序　介绍中先提到某人的名字是对某人的尊重，即为尊者。介绍中要遵守"尊者优先"这一国际公认的规则。

（1）将男士介绍给女士：如"×× 女士，我来为您介绍一下，这位是张先生"。但若男士为尊者或长者时，则应先将女士介绍给年长位尊的男士。

（2）将年轻者介绍给年长者：在不同年龄中，年轻者应该被介绍给年长者，如"×× 伯伯，这是我的同事 ××"。

（3）将身份低者介绍给身份高者：如"×× 校长，这是我校的 ×× 老师"。

二、握手礼仪

握手是国际上公认的在相见、辞行、恭贺、道谢时相互表示友谊、礼貌的一种礼节。一般在相互介绍之后，再相互握手、寒暄致意。

1. 握手的方式

（1）握手时神态专注、自然，目光平视对方，面带笑意。

（2）标准姿势是起身站立，双腿立正，上身略前倾，伸出右手，四指并拢、拇指张开与对方相握（图 3-1）。

（3）男士与女士握手要"轻拿轻放"，力度要合适，时间在 3 秒之内，以上下晃动 2 ～ 3 次为宜。

2. 握手的次序　握手的决定权由地位尊

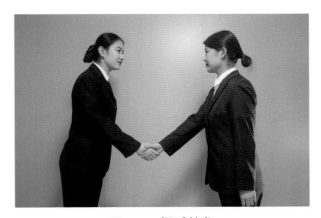

图 3-1　握手礼仪

者决定。一般是年长者、身份地位高者、女士先伸手。

（1）客人与主人相见，主人先伸手；客人与主人告别，客人先伸手。

（2）女士与男士相见，女士先伸手。

（3）上司与下级、长辈与晚辈相见，上司或长辈先伸手。

（4）一人与多人握手则按照先上级后下级，先长辈后晚辈，先女士后男士的次序握手。

3. 握手的禁忌　握手时忌戴手套、忌握左手、忌用脏手握手、忌用力过大或过轻握手、忌争先恐后握手、忌对他人"爱不释手"。

三、电话礼仪

电话已成为现代人重要、不可缺少的交流工具之一。在社会交往中，人们普遍使用电话来联络工作和沟通情感。电话沟通虽然不是面对面的交往，但仍然可以反映出通话者的素质与礼仪修养。

1. 拨打电话

（1）拨打电话前，应将要说的事情进行整理，力求内容简练、条理清楚。

（2）拨打电话时间要合适，尽量避开对方用餐、休息、节假日等时间。海外人士则要先了解时差，然后再拨打。若打电话影响到对方，应先说声"对不起，打扰了"。

（3）通话时间控制在 3 分钟之内，即"3 分钟原则"。

2. 接听电话

（1）铃响三声之内接听，铃响多声后才去接听，应先向对方表达歉意。

（2）在家里接听电话，应亲切自然，如"您好"；在单位接电话，应先自报家门，如"您好，这里是 ×× 单位，请问您有什么需要帮助的吗？"。

（3）通话当中，要及时给予反馈，如"嗯""好"等。

（4）拿起电话听不见对方的声音时，要礼貌耐心告知："您好，不好意思，我听不到您的声音"，然后挂断电话，不可向对方大声喧叫或讲粗言秽语。

（5）不可轻易让小孩代接电话。

（6）不宜在接听电话时看报纸、吃东西、与他人谈话、与多人同时通话。

（7）通话结束时，由发话方、来电者、上级、长辈、德高望重者先挂断电话，双方互道"再见"。

3. 热情转接

（1）来电话方要找的人就在身边时，可礼貌告知"请稍候"。再向对方要找的人轻声告知"你的电话"，然后将电话递给接听电话者。

（2）来电话方要找的人不在身边时，要马上告诉对方"他现在不在，我可以帮您转告他吗？"；如对方需要留言时，应立即拿笔进行记录，挂断电话前复述一次，防止出现书写表达的错误。

4. 正确处理打错的电话、骚扰电话

（1）明确对方打错电话时，简短礼貌回复"对不起，您打错了"，再挂断电话。

（2）对于一些恶意骚扰，或是诈骗电话，切不可恶语相对，可简单处理后挂断，必要时报警。

6. 通话中的表情　通话时的表情、语言、语气也很重要。当你微笑着拨打电话，用柔和的语气与对方通话时，就做到了话到礼到，相信对方也能感受到你愉快的心情和微笑的表情（图3-2）。

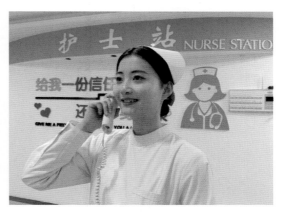

图 3-2　电话礼仪

四、乘车礼仪

现代社会，道路纵横交错，人们之间的往来，因为有了车，而变得快捷方便。乘坐交通工具时，应遵守一定的礼仪规范。

1. 乘坐公共汽车　公交站点排队候车，车到站后排队上下车，不要蜂拥而上。上车后不要占座、抢座。对妇女、儿童、老年人、残疾人等给予帮助。

2. 乘坐火车　①排队上车，主动出示车票进行检票；②对号入座，不占用他人座位或卧铺位；③注意安全，接开水、放行李时要注意避让；④配合列车员，保持车内卫生，不乱丢垃圾物品；⑤使用卫生间后，随手冲马桶；⑥有的火车有专门的吸烟区，吸烟者应到吸烟区吸烟；注意乘坐动车或高铁禁止吸烟。

3. 乘坐轿车　在轿车的5个座位中，座次尊卑为右座高于左座，后座高于前座。副驾驶座只有主人当司机时才可以请客人在此就座。后排如果是三人时，一般中座不请客人就座（图3-3）。

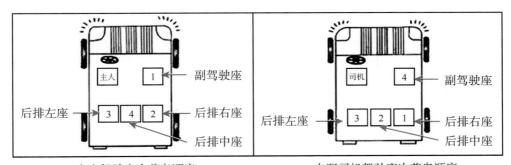

主人驾驶座次尊卑顺序　　　　专职司机驾驶座次尊卑顺序

图 3-3　乘坐轿车礼仪

女士乘坐轿车时，应注意举止优雅。上车时先站在座位旁边，把身体降低，让臀部先坐到位子上，双膝合拢，双腿一起收进车里；下车时则让双膝合拢，双脚同时踏到地面上，再起身走出车外（图3-4、图3-5）。

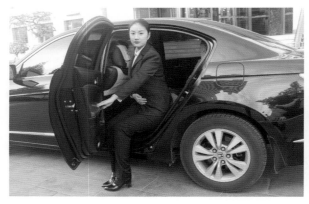
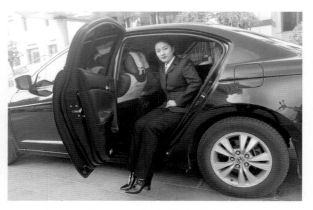

图 3-4　女士上车礼仪　　　　　　　　　图 3-5　女士下车礼仪

五、面 试 礼 仪

　　面试，是求职过程中的重要一环，求职者在面试中的每个细节表现，将直接关系到能否应聘成功。因此，掌握面试礼仪，对提高自身素养非常有帮助。

　　1. 面试前准备　俗话说"不打无准备之仗"。充分地认识自己，适当了解面试单位可以增加面试的成功率。

　　（1）对环境、对自身的了解：①提前熟悉面试的环境；②做好自身的准备工作，可以将自己的基本情况、优点、成绩、取得的某些资格与能力证书等制作成符合自身特点的简历，书写时要避免错别字，尽量突出自己的能力。

　　（2）对招聘单位的了解：求职者首先要通过多种渠道了解招聘单位的初步情况，包括单位的性质、规模、效益、文化理念、发展方向、招聘岗位、人数；其次要了解招聘单位对招聘人员的要求，包括性别、年龄、学历、专业、工作阅历、掌握外语程度、身高、视力等具体要求；最后也要了解招聘单位给予招聘人员的待遇情况，包括工资、福利、奖金、补贴、假期、"五险一金"等（养老保险、失业保险、医疗保险、工伤保险、生育保险、住房公积金）。

　　（3）仪表举止：着装规范得体，遵循朴素典雅的原则。①女士以裙装或套装为宜，不可穿透明或轻薄的纱质面料；②男士穿西装时，以深色西装为宜，衬衫和领带最好是同一色系。衬衫不可过于鲜艳，色调要柔和，以白色或浅色为主；③穿西装时，要配皮鞋，颜色以黑色为主，鞋面要清洁无磨损，袜子的颜色要和皮鞋的颜色搭配，以深色为主，不穿拖鞋。

　　（4）仪容：男士以干净、整洁的短发为宜。胡须要刮干净，不使用香水、不涂脂抹粉。指甲干净不可过长，更不可染指甲。女士以端庄稳重、整洁的发式为宜；化淡妆，香水的选择要轻淡，不可过于浓郁；指甲清洁，长短合适；双手无需佩戴过多饰品。注意口腔卫生，不要留有食物残渣，防止发出不良气味。

　　2. 面试时的礼仪　面试的过程一般不会很长，因此，求职者给面试考官留下的第一印象是非常关键的。面试时，求职者仪表举止得体、优雅、言谈幽默、侃侃而谈、不卑不亢，这是给面试考官留下良好的第一印象。

　　（1）守时：是职业道德的一个基本要求。宜提前 10 ～ 20 分钟到达面试地点，早到后不宜提早进入面试地点，宜在外排队等候。如果确实因为一些原因而迟到，要诚恳解释，表达歉意。

（2）礼貌待人：在面试等候的过程中，对面试室外的接待人员、面试考官均要以礼相待。与他们沟通时，多使用"请""谢谢"等礼貌用语。对他人的询问既要主动回答又不过多闲聊，注意说话声音的大小，以免妨碍他人工作。

（3）进入面试室：①不论房门是否打开，应先礼貌敲门，待听到回应后方可进入，进入后将房门轻轻关好；②主动向面试考官微笑点头致意，坐姿要规范，不可交叉叠腿或是采用其他不文雅的姿势；③回答面试考官的提问，语言要连贯、语音要清楚、表达要简洁、声音要柔和、语速要合适。

3. 面试结束　①有礼貌地向面试考官表达感谢，必要时可以行鞠躬礼；②出门后，轻轻将房门关好；③在面试结束 1～2 天后，主动向面试单位发一封致谢函，主要是表达谢意，也可以重申自己对此份工作的渴望和能够胜任的能力，加深对方对自己的印象，提升竞争能力。但不可写得过于冗长，让对方看后引起误会。

总之，掌握求职中的一些基本礼仪知识和规范动作，能够帮助提升自身的竞争能力，提高就职的成功率。因此，一定要重视和学习这些求职礼仪知识，并加强训练。

自 测 题

一、名词解释

交往礼仪

二、填空题

1. 自我介绍的五种方式：_____、_____、_____、_____、_____。

2. 为他人作介绍时的五种形式：_____、_____、_____、_____、_____。

三、单选题

1. 面试时应提前多少分钟到达面试地点

    A. 5～10 分钟   B. 20～30 分钟

    C. 10～20 分钟   D. 30～60 分钟

    E. 10～15 分钟

2. 乘坐火车时下列做法哪个不妥当

    A. 排队上车

    B. 对号入座，不占用他人座位或卧铺位

    C. 接开水、放行李时要注意避让

    D. 保持车内卫生，不乱丢垃圾物品

    E. 乘坐动车或高铁可以吸烟

3. 与他人握手时，应做到

    A. 戴手套

    B. 戴帽子

    C. 站立和坐着都可以

    D. 握手时间应以 3 秒为宜

    E. 注视对方，微笑致意

4. 下列哪项内容不符合电话礼仪

    A. 拨打电话前，应将要说的事情进行整理，力求内容简练、条理清楚

    B. 拨打电话时间要合适，尽量不要在对方用餐、休息、节假日等时间

    C. 通话时间控制在 5 分钟之内，即"5 分钟原则"

    D. 接听电话可以看报纸、吃东西

    E. 通话中，要及时给予反馈，如"嗯""好"等

四、简答题

面试礼仪的要求有哪些？

| 第 4 章 |
医护人员的仪容修饰及表情训练

医护人员的仪容和表情是最先被患者感知，并将信息传递给患者，同时影响着医护人员的整体形象与职业形象。职业形象是信誉度和美誉度的标志，影响着交往双方对彼此的整体评价。因此，医护人员应该按照礼仪的标准进行仪容修饰，使患者感到医护人员拥有庄重的仪容仪表，值得信任，同时树立医护人员的良好职业形象。

第 1 节　医护人员的仪容修饰要求

案例 4-1

某医院招聘护士，小雪是当地卫校的一名毕业生，她决定参加面试。应聘前小雪在家对自己的仪容仪表进行了一番认真的整理修饰，然后自信满满地到达应聘地点。来参加应聘的共有 20 多人，最后只录取了两个人，而小雪就是其中一个。

问题：1. 小雪应聘成功的原因之一是什么？

　　　2. 医护人员的仪容修饰有什么要求？

仪容是指人的外表，包括容貌、姿态、风度等。人们常说容貌是父母给的，是遗传的，是天生的，但是容貌经过后天的保养、修饰、美化也可以给人一种焕然一新的感觉。注重仪容修饰的人，往往在工作上、生活上都会倍受别人的重视和尊重。

仪容美，包括仪容的自然美、修饰美和内在美。仪容的自然美和修饰美是外在美，仪容的内在美是仪容美的最高境界。仪容美不仅反映着外在身体，还反映着内在心灵，且互为表里，相得益彰。只有仪容的外在美与内在美高度统一，才是最佳的仪容美。

一、仪容修饰的原则

（一）整洁性原则

医护人员的仪容要整齐、清洁、卫生，这是最基本的要求。

（二）简约性原则

医护人员的仪容修饰要求简单、朴素、自然。要将头发梳理整齐，长发者要把头发盘起。化妆要淡雅，不宜浓妆艳抹。

（三）端庄性原则

医护人员的仪容修饰要简单大方，庄重优雅，给人以美感，以赢得患者的信任。不能把仪容修饰得过于花哨或轻浮，否则不符合医护人员的身份要求。

（四）适度性原则

医护人员在进行仪容修饰时，在修饰的程度和技巧上都要把握好分寸，做到自然适度。

（五）适体性原则

医护人员的仪容修饰要与个人的容貌、体型、气质相适宜，也要与自己的身份和职业统一协调，以表现自己的内在素养（图 4-1）。

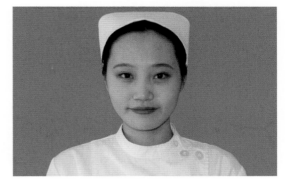

图 4-1　护士的仪容

二、仪容修饰的要求

头发、发型、容貌和身体的要求，是医护人员的仪容修饰的基本要求。

（一）头发的要求

1. 保持清洁　医护人员的头发要经常清洗，保持清洁，不要油腻、有头皮屑或异味。要养成周期性洗发的习惯。

2. 勤于梳理　医护人员的头发要经常梳理，梳头时要留意上衣和肩背上是否有头皮屑和脱落的头发。头发要定期修剪和护理，长发者工作时要束发。但要注意不要在公共场合梳理头发。

3. 注意护理　头发需要在日常生活中注意养护，免受不良的刺激。经常梳头和按摩头部，可促进血液循环和皮脂分泌，促进头发的生长，预防出现干燥、分叉、变色、脱落等现象。

（二）发型的要求

发型指头发的整体造型，也称为发式。发型反映着个人的修养与艺术审美品位，是个人气质的体现。选择发型时要考虑个人条件和所处的场合，以达到扬长避短、和谐统一、增加整体美感的效果。医护人员的发型总体要符合美观、大方、整洁、实用、方便工作的原则。

1. 女护士的发型　护士工作时要求佩戴护士燕帽，戴燕帽时不能长发披肩，如果是长发，要盘起或戴网罩。具体要求是头发前不过眉，侧不过耳，后不过领。佩戴头饰时可选择蓝色或蓝白色相间的头饰，不要佩戴过于夸张的头饰（图 4-2 ～图 4-4）。短发侧面不要超过耳下 3cm，两鬓头发置于耳后或用小发夹固定，短发长度不能过衣领，否则应挽起或用发网罩起。

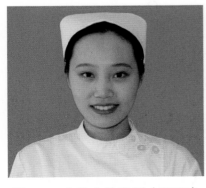

图 4-2　女护士的发型（正面）

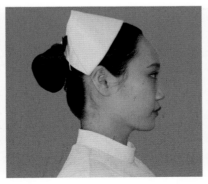

图 4-3　女护士的发型（侧面）

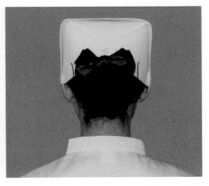

图 4-4　女护士的发型（后面）

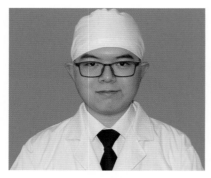

图 4-5　男护士的发型

2. 男护士的发型　男护士工作时要求佩戴圆筒帽（图 4-5）。头发要全部遮在帽子里面，帽檐前不遮眉，后不外露发际，不戴头饰。男护士不应留长发、梳小辫子、烫发、染发、剃光头等。

考点　护士的发型要求

（三）容貌的要求

人们常说"脸是心灵的镜子"，医护人员工作期间应保持面部仪容自然、清新、优雅、和谐。

1. 眼部要求　医护人员要保持眼睛清洁，及时清除眼睛的分泌物，如患有眼疾要及时治疗，并自觉避免出入公共场合。

2. 口腔要求　医护人员要保持口腔清洁，坚持早晚刷牙。常规的刷牙应做到"三个三"，即每天刷牙不少于 3 次；每次刷牙的时间不少于 3 分钟；每次刷牙的时间应在饭后 3 分钟内。每天出门前要检查牙缝中是否有食物残渣。工作前不要进食葱、蒜、韭菜等，避免口腔有异味。口含茶叶、嚼口香糖以减少口腔异味，但不能在公共场合或与人交谈时嚼口香糖。医护人员在进行无菌操作和预防传染病时要求戴口罩。

3. 鼻的要求　医护人员要保持鼻腔的清洁。上班前检查一下自己的鼻毛是否过长，如鼻毛过长应该修剪，不要在他人面前吸鼻子、擤鼻涕、挖鼻孔、剪鼻毛等。

4. 耳部要求　医护人员在洗脸、洗头、洗澡时要清洗耳部，清理耳朵中的分泌物，修剪过长的耳毛。不要在公共场合挖耳朵。女护士工作时不宜戴耳环，男护士更不宜打耳孔和戴耳环。

（四）身体的要求

医护人员应讲究个人卫生，养成良好的卫生习惯，身体要求无异味，要养成每天洗澡、经常换洗衣服的习惯。有腋臭者应及时治疗或用去体味的药物涂抹。

1. 手部的要求　医护人员的双手是接触患者和物品最多的地方，双手接触过患者和物品后要进行彻底的清洗和严格的消毒，洗手后可涂一些护手霜进行护理。指甲要经常修剪，护士在工作时不宜涂指甲油，也不宜戴戒指、手链等装饰品。

2. 脚部的要求　护士工作时要求穿护士鞋，配肉色长筒丝袜或白色袜子。鞋子、袜子要勤换，应随身携带备用袜子，以备不时之需。不要穿残破有异味的袜子，不要在他人面前脱下鞋子，更不要脱下袜子抓挠脚部。

第 2 节　医护人员的表情及训练

案例 4-2

护士小李是刚参加工作的应届毕业生，她在给患者张女士输液时由于紧张没有穿刺成功，患者的穿刺部位鼓了个小包。这时小李马上真诚并满怀歉意地说："张阿姨，对不起，我把您弄疼了，请您再给我一次机会，这次我一定会多加小心的，好吗？"张女士包容地说："没关系，别害怕，再扎一次！"第二次小李顺利地完成了穿刺。接着，她用感谢的目光看着张阿姨说："张阿姨，谢谢您的理解和配合！我去忙其他工作了，有事随时按呼叫器，我也会经常来看您的。"

问题：1. 小李争取到了第二次穿刺机会的原因是什么？
　　　2. 医护人员的表情在临床工作中有什么作用？

表情是人的思想感情及内心情绪的外露。医护人员积极乐观的面部表情会感染患者以一种轻松的心情配合治疗；医护人员过于严肃沉闷的面部表情会让患者情绪低落、萎靡不振。因此，医护人员在工作中，应以真诚的微笑向患者传递友善、关注、尊重、理解等信息，以建立良好的职业形象。

一、表　情

（一）表情的概念

表情是从面部或姿态的变化上表达内心的思想感情。人的面部表情是非常丰富的，人可以通过口、眉（眼神）、嘴角、下颌、面容及面部表情肌肉的不同组合形式，表现出瞬间内心世界的变化。人的喜、怒、哀、乐都可以通过表情体现出来，从而表情达意，感染他人。表情能直观、形象、真实地反映人的思想和感情，是医护人员与患者交流的重要形式之一。

（二）表情的特点

表情具有变化快、可控制、易察觉的特点。表情由神经系统和情绪所控制，当心情愉快时紧绷的肌肉会放松，当心情不愉快时放松的肌肉又会变得紧绷。人的表情一般以愉快和不愉快的形式来表现。因此，医护人员在与患者的交往过程中，要以职业道德为基础，有效地控制和运用面部表情。

1. 愉快表情的特征　嘴角向后向上拉长，双颊向上飞扬，眉毛拉平，眼睛变细（图 4-6）。
2. 不愉快表情的特征　嘴角向前向下垂直，两颊向下拉长，眉毛紧锁，眼睛无神（图 4-7）。

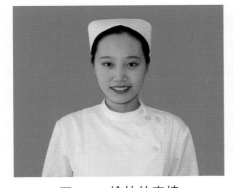
图 4-6　愉快的表情

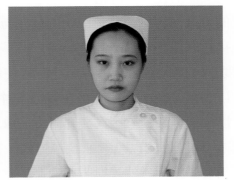
图 4-7　不愉快的表情

（三）表情的作用

在人际交往中，人的面部是最丰富多彩的，是内心世界的真实写照。人们通过调动面部表情，以传情达意。

1. 表情可展现气质和修养　在医护人员与患者交往时，患者可以通过表情了解医护人员的素质和修养。如护患交谈时，护士要专注地倾听，并给予一定的反馈，不要流露出厌烦的表情；当患者提出不能接受的事情时，要委婉谢绝；当患者在交谈中失误时，不要显露嘲笑的表情等，这样会让患者感到医护人员热情有礼、优雅得体，有较好的气质和修养。

2. 表情是心理的真实反映　人们常说："眉毛嘴角露真情"。面部表情是一个人内心世界的真实反映。面部表情可以起到解释、澄清、纠正和强化的作用，能迅速、灵敏、充分地表达人的情感。

3. 表情是交流的辅助手段　面部表情能更好地辅助和强化口语的表达。医护人员亲切的表情会给患者以温暖、信心和力量，让患者减少顾虑、振奋精神、增加抗病信心、对医护人员产生信任感和安全感，促进疾病的早日康复。因此，医护人员要善于灵活地运用自己的面部表情，以展示医护人员对患者的友好态度和热情。

考点　表情的概念和特点

（四）表情在临床中的应用

表情在临床中主要是目光和微笑的应用。医院是一个特殊的环境，患者及其家属对医院往往会产生一种不安感和恐惧感。医护人员亲切的、安详的、愉悦的、凝重的面部表情可以给予患者安全感，消除恐惧感，增强战胜疾病的信心。面部表情在医疗工作中是有声语言的补充。医护人员在抢救工作中往往通过目光交流来进行沟通。医护人员的目光交流和微笑在工作中常常使用。因此，我们应学习和掌握其使用的技巧。

1. 目光在临床中的应用

（1）目光的作用：①表达情感，目光可以准确、真实地表达人的内心微妙和细致的情感。如深切注视的目光表示崇敬；怒目圆睁的目光表示仇恨；回避闪烁的目光表示惧怕等。②调控互动，双方沟通时可根据目光的接触来判断对方对谈话是否感兴趣，对自己的观点是否赞同。在护患交谈中如果患者左顾右盼、东张西望、目光游离不定等，护士应及时调整谈话的内容。

（2）目光交流的技巧：目光可以传递思想感情、表达心理活动，还可以影响他人的行为，是信息交流的有效途径。因此，医护人员在与患者进行沟通时，要学会善于运用目光接触，在运用目光接触时需注意以下几点。

1）角度：医护人员在与患者交往时常使用平视、凝视、直视、俯视、环视等角度；平视或凝视，以表示关系平等；进行各项操作时可采取俯视，以表示专注；接待患者家属时可采取直视，以表示坦诚；与多人交谈时可采取环视，以表示"一视同仁"。

2）部位：注视部位以患者的脸部为宜。交谈时注视患者的脸部，表示医护人员在全神贯注地倾听患者的谈话；注视对方的双眼，在问候患者、咨询病情、听取患者的诉说、征求患者的意见、与患者道别时，表示聚精会神，重视对方，但时间不宜过久；观察隐私部位的时间不能太长（手术治疗除外），以免使患者感到尴尬和不安；注视范围应避免过大或过小，注视范围过小或仅盯住患者的眼睛，会使患者感到紧张和不自在，注视范围过大或不正视患者，会使患者感觉到不被重视。

3）时间：目光注视的时间以占整个交往时间的 1/3 或 2/3 为宜，时间过长会使人感到不安，过短会使人感到不感兴趣或不被尊重。在咨询病情、诊病做记录时，不要只埋头记录，要适当抬头注视一下患者，以表示对患者的重视和尊重。

4）对象：与老年患者交谈时，目光可略向下，以示敬意；与患儿交谈时，目光可亲切，以示爱心；与康复的患者交谈时，目光可热情，以示祝贺；与去世患者的家属交谈时，目光应深沉，以示同情。

5）注视的平衡性：医护人员与多个患者同时交谈时，要不时地环视在场的所有人员，不能把目光只停留在某个人的身上，而忽略了其他人，避免让人有被冷落或轻视的感觉。

考点 目光的作用、交流的技巧

2. 微笑在临床中的应用　微笑是医护人员最自然、最常用、最容易被患者接受的面部表情。微笑是内心世界的真实反映，是礼貌的象征。微笑的本质在于自信、热情、友好。在工作中，微笑是礼貌待人的基本要求；在社交场合中，微笑是美妙的社交语言，能创造出交流与沟通的良好氛围。医护人员的微笑，能给患者以安慰和希望。

（1）微笑的作用：①传情达意，在临床护理工作中医护人员的微笑能使患者感到尊重和关心，能帮助患者树立起战胜疾病的信心。②改善关系，医护人员发自内心的微笑可以化解与患者之间的矛盾，有效地改善医患、护患关系。③优化形象，微笑是心理健康、心情愉快的标志，微笑可美化医护人员的职业形象，陶冶情操。④促进沟通，医护人员的微笑可以缩短与患者之间的心理距离，缓解患者紧张疑虑和不安的心理，使患者感受到尊重、理解、温馨、友爱，更能赢得患者对医护人员的信任和支持。

（2）微笑的艺术：微笑是最有吸引力的、最有价值的面部表情，因此微笑要真诚、自然、适度和适宜。①真诚，医护人员真诚、发自内心的微笑，能促使医患、护患沟通在一个轻松愉快的氛围中展开，能够真正感动患者。发自内心的微笑应该是心情、语言、神情与笑容的统一。②自然，医护人员自然的微笑，能为患者送去生的希望，增强战胜疾病的信心。③适度，医护人员对患者的微笑要适度。④适宜，医护人员的微笑应与工作场合、环境以及患者的心情相适宜。

考点 微笑在护理工作中的作用

二、表　情　训　练

（一）眼神的训练

眼神是指眼睛的神态，是对眼睛的总体活动的一种统称。眼神是人们在交往中用眼睛神态的变化表达思想感情、传递思想的一种形式，是人们交往中最传神的一种非语言符号。医护人员在操作中需要戴上口罩，但温柔的眼神会使人感到愉快；坚定的眼神会使人感到鼓励；责难的眼神会使人感到不安；鄙视的眼神会使人感到屈辱。因此，医护人员在工作中要注意眼神的使用和训练。

1. 常用目光注视的种类

（1）直视：目不旁视，一直向前方看，直接地注视交往对象。表示认真、尊重、大方、坦诚。

（2）凝视：聚精会神地看，表示专注、恭敬，是人际交往中最常用的注视方式（图4-8）。

（3）环视：向周围看，有节奏地注视在场所有的人。表示认真、重视或"一视同仁"，适用于同时与多人交流。上课或演讲时可多用。

（4）盯视：不眨眼地盯住看，长时间地凝视某人的某一部位。多用于医生手术时。

2. 目光注视的禁忌

（1）扫视：目光迅速地向周围看，视线移来移去，注视时上下左右反复打量，表示好奇、吃惊。

（2）无视：不放在眼里，不认真对待，表示疲惫、反感、生气、无聊或不感兴趣、厌烦或拒绝。

（3）鄙视：轻视，看不起（图4-9）。

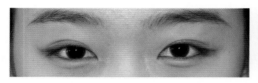
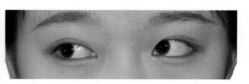

图4-8　凝视　　　　　　　　　图4-9　鄙视

3. 眼神训练的方法

（1）定眼法：眼睛盯着某一个目标。分为正定眼法和斜定眼法两种。①正定眼法，在练习者前方的2～3m明亮处，选一个高度与练习者的眼睛基本相平的点并做一个标记。训练时，眼睛要自然睁大，双眼正视前方目标上的标记，目光要集中，不然就会走神。注视一定时间后可以让双眼微闭稍作休息，再猛然睁开眼盯住目标，反复进行练习。②斜定眼法，与正定眼法相同，不同的是注视目标与练习者的眼睛呈25°斜角。

（2）转眼法：包括左转眼、右转眼、慢转眼、快转眼、定转眼。①左转眼，眼球由正前方开始移到左边。②右转眼，眼球由正前方开始移到右边。③快转眼，眼球由正前方开始，按顺时针方向快速转一圈后，眼球定在正前方。④慢转眼，同快转眼，不同的是速度减慢。⑤定转眼，眼球由正前方开始，按顺时针方向转动，在上右下左每个角度都定住1～2秒，然后再按逆时针方向转动。以上训练开始时，一拍一次，一拍二次，逐渐加快。正反都要反复练习。

（3）扫眼法：眼睛像扫把一样，把视线经过的东西都看清楚。①慢扫眼，在离练习者2～3m处，放一张画或其他物品，头不动眼睑抬起，由左向右，再由右向左，进行放射状缓缓横扫练习。视线扫过的东西尽量看清楚。头可随眼走动，但要平视，四拍一次。②快扫眼，要求同慢扫眼但速度加快。由两拍一次，加快至一拍一次。

4. 注意事项

（1）环境要安静、整洁，避免阳光直射。

（2）身要直，头要正，下颌内收。

（3）每个动作练完后，可休息一会儿。

（4）练习初期，眼睛稍有酸痛感，属于正常现象，闭目休息两三分钟后这种现象就会消失了。

（二）笑容的训练

笑容是指人们在笑的时候面部呈现出的神情，它通常表现为脸上露出喜悦的表情，有时还会伴以口中所发出的欢喜的声音。

1. 笑的种类　笑的共性在于面露喜悦之色，表情轻松愉快。笑的个性在于眉、唇、齿、声音的运动和配合往往不尽相同。在日常生活中，有善意的笑，也有失礼、失仪的笑。笑的种类可以分为以下几种。

（1）含笑：面带笑容。其特点是不出声，不露齿，只是面含笑意，表示接受对方，待人友善。其适用范围较为广泛。

（2）微笑：不显著的笑容。其特点是面部有明显的变化，嘴唇向上移动，略呈弧形，牙齿不外露或露出不超过八颗牙齿，是发自内心的、友好的、充满自信的、知心会意的笑。在医护人员与患者的交往中应广泛应用（图 4-10）。

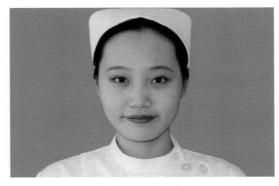

图 4-10　微笑

（3）大笑：纵情地欢笑。其特点是面容变化明显，嘴巴大张，呈现为弧形，口中发出"哈哈哈"的笑声，肢体动作不多。多见于尽情欢乐或高兴万分之时。

2. 微笑训练的方法　微笑是人的眉、眼、鼻、口、齿和面部肌肉和声音所进行的协调行动。因此在笑的时候，要使各个部位运动到位，并且要学会用眼睛来笑，如"眉开眼笑"。

（1）微笑练习的基本要求：额部肌肉收缩，眉位提高，眉毛略微弯曲呈弯月形。两面颊上的笑肌收缩，并稍微向下拉伸，使面部肌肤看上去出现笑意。嘴角稍微上提，不露出牙齿或露出不超过八颗牙齿。唇部肌肉进行配合，唇形稍为弯曲。控制发声系统，一般不发出笑声。

（2）对镜练习法：练习者练习时对着镜子，口里可念着普通话"一""茄子"或英文字母"C"或"E"，或用门牙轻轻地咬住一根筷子，两边嘴角翘起与筷子保持在一条直线上，坚持约 10 秒后，再轻轻取出筷子，保持原姿势进行练习。练习时两嘴角要向上翘起，两面颊肌肉要向上抬（图 4-11）。

（3）心理暗示法：练习者在练习时，心中想一些愉快的、开心的、高兴的、美好的事情，嘴角两端作出微笑的口型，使笑肌抬升收缩，发自内心、自然而然地笑。

（4）眼睛微笑法：练习者在进行练习时，取一张白纸，遮住眼睛以下的部位，对着镜子，心里想一些高兴的事情，使嘴角两端向上翘起，双眼呈现出含笑脉脉的眼神（图 4-12）。

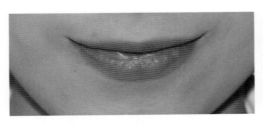
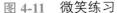

图 4-11　微笑练习

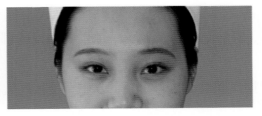

图 4-12　眼睛微笑法

第 3 节 医护人员的美容及化妆训练

案例 4-3

小张是某养老院新招聘的护士，在岗位培训中要求护士可以化淡妆上岗，于是小张每天都化淡妆上班。养老院的爷爷奶奶们个个夸她漂亮，说她每天都充满活力，大家都很喜欢她。

问题： 1.大家认为小张充满活力的原因之一是什么？

2.如何化出适合自己的妆容？

在人际交流时，脸部给人的印象最深，脸部体现着一个人的年龄、性别、气质等特征。天生丽质的美在仪容美上占一定的优势，但后天修饰的美也是仪容美的关键。因此医护人员要学会面容修饰，以增加自己的自信心和树立良好的职业形象，增加患者对医护人员的美誉度和信任度。

一、美容知识

健康靓丽的肌肤是仪容自然美的基础。学习和掌握皮肤的类型分析、护肤品的选择等相关知识，为皮肤的护理和保养提供合理的依据。

（一）正常皮肤的分类及特征

人体正常皮肤按皮脂腺的分泌状况、角质层表面的厚薄及皮肤的特征，可分为四种类型：中性皮肤、干性皮肤、油性皮肤和混合性皮肤。皮肤的类型会因年龄、季节、身体状况、环境等因素而出现差异和改变。

1.中性皮肤的特征　皮肤红润，富有光泽，滋润，富有弹性，厚薄适中，纹理细腻。皮肤的新陈代谢正常，皮脂与水分分泌平衡，皮肤的含水量约20%。皮脂腺和汗腺分泌通畅，皮肤能适应季节的变化，对外界的刺激不敏感，不易出现痤疮、色斑等问题。

2.干性皮肤的特征　干性皮肤分为干性缺水性皮肤和干性缺油性皮肤。

（1）干性缺水性皮肤：皮肤较白皙，纹理细致，毛孔细小，容易出现小皱纹、色斑等问题，对外界的刺激较敏感，易起皮屑，春秋季皮肤容易出现敏感现象。

（2）干性缺油性皮肤：皮脂分泌少，皮肤缺乏光泽，皮肤的弹性较差，手感干涩、有粗糙感，有皮屑脱落现象，皮肤易出现皱纹；皮肤的纹理较细，毛孔较小；皮肤对外界的刺激敏感。

3.油性皮肤的特征　皮肤肤色较黑。皮脂腺分泌旺盛，皮肤油光发亮，毛孔易被皮脂堵塞，而引起细菌感染，出现痤疮、脂溢性皮炎等问题；皮肤弹性好，不易出现皱纹；皮肤的毛孔较大，纹理较粗。

4.混合性皮肤的特征　混合性皮肤兼有油性皮肤和干性皮肤的特征，在面部的 T 形区（前额、鼻、口周、下颌）呈油性状态，眼部和两面颊呈干性状态。

（二）护肤品的选择

根据皮肤类型选择合适的护肤品。

1.中性皮肤　选择护肤品的范围较广，可选择滋润性、补水性的护肤乳或霜。

2.干性皮肤　选择营养性、补水性强的护肤乳或霜。

3. 油性皮肤　选择收敛性的或清爽型的护肤品。

4. 混合性皮肤　面部的 T 形区（前额、鼻、口周、下颌）宜选择适合油性皮肤使用的收敛性的或控油性的护肤品，其他部位宜选择适合干性皮肤使用的滋润性或补水性的护肤品。

二、美容技法的训练

正确的皮肤护理和保养有助于预防和改善皮肤问题，改善皮肤的缺水状况，加速皮肤的新陈代谢，保持毛孔通畅，淡化色斑，减少细小皱纹等。

（一）面部皮肤的清洁

面部清洁的步骤为卸妆、皮肤清洁和去角质。

1. 卸妆　凡是化妆的皮肤在清洁皮肤前一定要卸妆，卸妆是面部清洁的第一步。顺序为：眼部→眉部→唇部→面颊。方法：用棉签或棉片蘸适量的卸妆液（油）或洁面霜将面部的彩妆卸掉，卸妆后再用洗面奶和清水清洗干净。

2. 皮肤清洁　每天早晚可用洗面奶、洁面乳、美容皂等清洁类产品及清水去除皮肤表面的污垢。顺序依次为颈部、口周、鼻周、鼻部、额部、面颊及耳部，最后洗眼周，然后用温水清洗干净。

3. 去角质　也称为脱屑或去死皮。即在面部清洁之后，使用磨砂膏或去角质膏（液）等清洁产品，借助人工的方式，去除堆积在皮肤表皮层老化或死亡的角质细胞。方法：将去角质膏（液）均匀地涂于前额、鼻尖、双颊、颈部，然后用清水清洗干净。

（二）皮肤的日常护理和保养

1. 面部按摩

（1）目的：加强血液循环，促进细胞新陈代谢；使神经肌肉放松，得到充分休息；消除疲劳，令人精神焕发；促进皮脂腺、汗腺的分泌，使皮肤滋润、细嫩、光滑。

（2）方法：取适量的按摩膏（乳）或面霜放在掌心均匀地抹在脸上，以两手中指及环指，顺着肌肉纹理走向以从上至下、从里向外、从中间向两边为原则，由轻到重再到轻，由慢到快再到慢，进行按摩。按摩手法以打圈、拉抹、提抹等方式为主。按摩时要尽量减少肌肤的移位。通常按摩顺序依次为额部、眼部、鼻部、唇部、下颌、面颊、耳部。按摩时间 15 ～ 20 分钟，每周按摩 1 ～ 2 次。

2. 皮肤保养（皮肤护理）　根据皮肤类型、年龄、季节、气候等选择合适的护肤品进行皮肤护理。白天最好选择清爽型、营养成分简单、可防紫外线、防外界刺激、保护性的乳液或膏霜进行护理；夜间可用营养成分较高的护肤品进行护理。

3. 补充足够的营养和水分　营养和水分对皮肤的生长和保养具有重要的作用。皮肤细胞进行新陈代谢时，需要大量的营养和水分。皮肤获得营养和水分的途径：一是通过食物吸收营养和水分；二是通过拍化妆水、抹营养性护肤品等来补充。

三、化妆技巧的训练

化妆是指借助化妆品并按照化妆的技巧对自己或他人进行修饰、装扮，以使容貌变得更加靓丽的一种方法。化妆是美化容貌的重要手法，也是仪容修饰的高层次要求。通过化妆可以达到调节肤色、衬托容貌、体现品位、增添生活色彩的作用。作为医护人员应学习和掌握一些化妆的技巧。妆型可分为淡妆、浓妆、冷妆、暖妆。淡妆又称为日常妆、生活妆或工作妆，适用于日常的工作和生活。医护人员工作时适宜化淡妆（工作妆）。

（一）淡妆的特点和要求

1. 特点

（1）自然真实：淡妆是日常生活和工作中的简单妆面，是对面部进行轻微修饰和润色，使面容自然而真实。

（2）妆色清淡：淡妆是展现在自然的光线和柔和的灯光下，妆色清淡典雅，用色简单，自然协调，化妆后不留明显的化妆痕迹，达到自然适度的效果。

2. 要求　医护人员工作时的化妆要求简约、素雅、清淡、端庄。

（1）个人因素：化妆时要考虑职业、身份、年龄、面部特点、气质等因素，选择不同的化妆品，要求用色简单、浅淡柔和、色彩对比不要太强烈。

（2）环境因素：化妆时要根据场合、环境等因素，采用不同的化妆技巧。如在白天自然环境下化妆要柔和自然、清新淡雅。在晚上或强灯光照明下，化妆可稍浓一些。

（3）扬长避短：化妆要求美观靓丽，矫正修饰适度，达到扬其长避其短的效果。

（4）整体协调：妆面要与服装、场合、个人品位相协调。

（二）准备工作

1. 个人准备　束发、洁肤、润肤、涂隔离霜。

2. 化妆品准备　粉底、定妆粉（散粉）、眉笔、眼线笔、眼影、睫毛膏、唇线笔、唇膏、腮红等。

3. 化妆工具准备　包括海绵、粉扑、眼影刷（棒）、化妆刷、口红刷、修眉刀（镊子、修眉剪）、睫毛夹、面巾纸、棉签等。

（三）淡妆的步骤与方法

化淡妆（日常妆）的基本操作程序：修眉→清洁皮肤→涂化妆水→涂润肤霜→涂粉底→定妆→画眉→眼部化妆→晕染腮红→涂唇膏（口红）→检查妆面→梳理发型。其中最重要的三部分为：涂粉底、画眉（修眉）和涂口红。

1. 修眉　是利用修眉工具（修眉刀、镊子、修眉剪）顺着眉毛生长的方向把多余的眉毛修除掉，为描画眉形做准备。修眉时眉形力求自然，尽量保持原有的眉形。

2. 清洁皮肤　用洗面奶或洁面霜将皮肤清洁干净。

3. 涂化妆水　用消毒棉片蘸化妆水涂抹在脸上，并用手轻拍，使其渗透均匀。涂化妆水能给皮肤补充水分，并增强皮肤与化妆品的亲和作用。

4. 涂润肤霜　取适量的润肤霜（乳）均匀地涂抹于面部。涂润肤霜可使皮肤滋润，使皮肤与有色化妆品之间形成保护屏障，防止有色化妆品对皮肤的直接侵害。

5. 涂粉底（打底）　选择与肤色较近的粉底液（霜），用海绵以点、按、压、柔的手法由上而下、由内向外均匀地涂遍整个面部。眼角、眼睑、鼻翼、嘴角等部位也要均匀地涂抹。

涂下眼睑时眼睛向上看，涂嘴角时嘴唇要张开。以遮盖或弥补面部瑕疵，调整肤色和脸型，使皮肤看上去更加平滑、细腻。

6. 定妆　选用与粉底色相接近的粉饼或散粉，用粉扑蘸粉后用轻压的方式进行定妆，以吸去多余油分，减少粉底在皮肤上的油光感，防止妆面脱落，扑粉要薄而均匀。

7. 画眉　用深棕色或灰黑色的眉粉或眉笔轻扫或轻轻描画眉毛。眉毛分为眉头、眉峰（眉腰）、眉尾三部分，用眉笔描画眉毛时要注意突出眉头、眉峰、眉尾的准确位置。画眉的原则是两头淡，中间浓，眉头粗，眉尾细。想要画出自然的眉毛，可先从眉峰（眉腰）处着手，向上、向外侧斜画，眉峰至眉尾顺走向略向斜方描画，眉头可以不画，用眉刷从眉峰向眉头轻扫过去即可。最后用眉刷轻轻刷一下整条眉毛，让画上的眉毛均匀、自然，并可理顺眉毛，改善眉形和调整眉色。切忌生硬地画出轮廓线后在中间填满，眉形边缘不要画得过于整齐，眉毛的描涂不要过满过实。

8. 眼部化妆

（1）涂眼影：用眼影刷（棒）将浅棕色或咖啡色的眼影在上眼睑贴近眼睫毛处进行晕染，浅色眼影在眉骨下进行晕染。以修饰眼形、渲染眼睛魅力，强调眼睛的立体感。色彩不宜太多或太鲜艳。

（2）画眼线：用眼线笔贴着睫毛根部画，化淡妆时可稍画细一些。下眼线描画要浅淡，只画外眼角起的 1/3 或 1/2 部位。画眼线可掩饰、修正眼部的缺陷并增强眼睛的美感。

（3）涂睫毛膏：先用睫毛夹将睫毛夹得由内向外翻卷，再涂上黑色或灰黑色的睫毛膏。涂睫毛膏要沿着睫毛的根部向外涂，不能涂得太厚。涂睫毛膏可使睫毛显得长密、眼睛明亮有神。淡妆不宜贴假睫毛。

> **链接**
>
> **标准眉的位置**
>
> 眉头：在鼻翼和内眼角的垂直延长线上。
>
> 眉峰：在鼻翼和眼球外缘的连线的延长线上。
>
> 眉尾：在鼻翼与外眼角连线的延长线上。
>
> 眉头和眉尾要基本保持在同一水平线上，眉峰高出水平线 0.3 ~ 0.5cm。两眉之间相隔一眼宽度的距离（图 4-13）。
>
>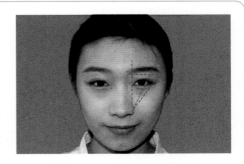
>
> 图 4-13　标准眉的位置

9. 晕染腮红　用腮红刷蘸少许腮红在掌心或纸巾上揉匀后，扫在微笑时面部形成的最高点上，并向耳朵上缘方向晕开。化淡妆（工作妆）晕染腮红宜淡，宁淡勿浓，如果肤色健康自然可以不涂腮红。

10. 涂唇膏（口红）　将唇膏（口红）均匀涂满嘴唇。如果太过油光，可用纸巾吸去一部分，使嘴唇显得健康而自然。

11. 检查妆面　查看妆面是否对称、均匀、和谐、自然，是否与脸型、发型和服饰整体协调。

12. 梳理发型　用梳子将发型梳理整齐、佩戴帽子（图 4-14）。

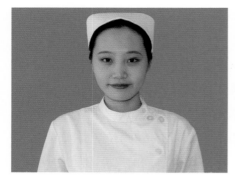

图4-14　淡妆

（四）化妆的注意事项

1. 不要随意借用他人的化妆品。

2. 化妆过浓、用色过重会造成不自然和失真的效果。化妆时用色要简单，粉底要薄而均匀，强调肤色的自然光泽，描画的线条要柔和。

3. 化妆或补妆应在化妆间、洗手间进行。

4. 因化妆后时间过长、出汗、用餐、休息等原因，妆面出现残缺的现象时，应及时检查进行补妆。

自 测 题

一、名词解释

1. 仪容　2. 表情　3. 微笑

二、填空题

1. 仪容美包括_____、_____、_____。

2. 医护人员在整理、修饰仪容时应遵循的原则有_____、_____、_____、_____、_____。

3. 女护士的发型具体要求是前不过_____、侧不过_____、后不过_____。

4. 表情的作用有_____、_____、_____。

5. 常用目光注视的种类有_____、_____、_____、_____。

6. 面部清洁的步骤包括_____、_____、_____。

7. 化淡妆的特点是_____、_____。

三、单选题

1. 仪容美的最高境界是

　A. 仪容的自然美　　　　　B. 仪容的修饰美

　C. 仪容的内在美　　　　　D. 仪容的肤色美

　E. 仪容的发式美

2. 淡妆画眼线时，正确的方法是

　A. 上下眼线全部画满

　B. 淡妆时要稍粗一些

　C. 下眼线只画 1/3 或 1/2

　D. 上眼线只画 1/3

　E. 下眼线全部画满

3. 医护人员与患者交往常用的笑容是

　A. 微笑　　　　　　　　　B. 大笑

　C. 冷笑　　　　　　　　　D. 媚笑

　E. 狞笑

4. 眼神训练时注意事项描述错误的是

　A. 环境要安静、整洁

　B. 身要直，头要正，下颌内收

　C. 每个动作练完后，不可休息

　D. 练习初期，眼睛稍有酸痛感，属于正常现象

　E. 训练时要避免阳光直射

四、简答题

1. 微笑的作用是什么？

2. 医护人员化妆的基本要求是什么？

| 第 5 章 |
医护人员的服饰礼仪

　　服饰是指人们的衣着和装饰，具有实用、修饰、表达及呈现角色的功能。俗话说"人靠衣装，马靠鞍"，这充分说明了一个人的外在形象，除了学识、修养、气质的体现外，服饰也起到了非常重要的作用。在医疗卫生行业中，医护人员的服饰既是职业形象的标志，又体现了所在单位的规范化程度。

第 1 节　着装与配饰

案例 5-1

　　小丽是某医学院校护理专业的学生，学习成绩优异，长相漂亮。毕业后，小丽到一所三甲医院面试护士岗位。面试过程中，小丽对面试官提出的问题都能对答如流，但最终还是落选了。小丽面试失败的原因到底在哪里？带着疑惑小丽咨询了相关专业的老师，小丽向老师讲述了面试细节，老师发现小丽在专业和学术能力上没有任何问题，但看到小丽面试当天的照片时，意识到问题出在服装上，小丽上身穿的是一件淡黄色薄纱无袖短衫，下身也是同色系的短裙，脚上是一双有黑色亮片的凉鞋。

　　问题：1. 着装的原则是什么？

　　　　　2. 服装和配饰应如何搭配？

一、着装的原则

　　着装是人们审美的一个重要方面，它不仅指穿衣戴帽的款式与颜色，而且还是一个人自身阅历、修养和审美品位的折射。它既是一门技巧，又是一门艺术，更是一项系统工程。现实中，同样的服装，穿在不同人的身上，给人的感觉迥然不同，每一个人的着装，应该根据自己的年龄、性格、职业、爱好、文化、体型特征等进行合理选择，扬长避短，突出特色，以求通过服装再现自我。着装的基本要求可遵循以下几项原则。

（一）TPO 原则

　　TPO 原则是国际通用的着装基本原则。其中 T 即时间（time）；P 即地点（place）；O 即目的（object）；意思是指一个人的着装打扮要符合自己所处的时间、地点、目的。具体表述意义如下。

　　1. 时间原则

　　（1）符合时间的差异：与时间变化相和谐，白天和晚上的着装不同。白天工作时穿的衣服需要面对公众，应当合身、严谨，晚上在家穿的衣服不为外人所见，可以宽松、舒适。

（2）符合季节的变化：与季节交替相适应，做到冬暖夏凉，春秋适宜。夏天的服饰应以透气、吸汗、凉爽为原则。冬天的服饰应以保暖、御寒、大方为原则。春秋两季着装自由度相对大一些，总体上以轻巧灵便、薄厚适中为原则。

（3）符合历史的发展：与时代发展同步，要顺应时代的潮流和节奏，既不能太超前，也不能太落后。任何服装的产生与流行都有其特定的历史依据和社会思潮，应从历史的、社会的发展角度来合理选用。

2. 地点原则

（1）与地点相适应：指要考虑不同国家和地区，其所处地理位置、自然条件、文化背景、文明程度、风俗习惯不同，着装也存在差异。

（2）与环境相适应：指在不同的环境，着装有所不同，如室内与室外、城市与农村、国内与国外、上班与居家等。因此，要做到"随境着衣"。如在办公室这样严肃的环境中，着装应庄重、严谨与整齐；而在外出旅游时则应以轻装为宜，力求宽松、舒适与方便，如果此时西装革履，则会显得极不协调。

（3）与场合相适应：不同的场合也应考虑不同的着装，衣着要和场合相协调。上学、上班着装要整洁、大方；居家要随意宽松；外出旅游时应方便舒适；参加庆典时要时尚庄重；喜庆场合要华丽；悲伤场合应素雅。

3. 目的原则　指着装应适应自己扮演的社会角色，要根据不同的交往目的、交往对象选择服饰。如一个人身着款式庄重合体的服装，应聘新职或洽谈生意，则可体现出郑重其事、渴望成功的愿望。

（二）适体性原则

1. 与年龄相适宜　装扮自己，展示自我，这不仅是每个人的权利，而且可满足人对美的需要。但值得注意的是不同年龄的人有不同的着装要求。青少年可选择活泼简洁的款式，展现青春和朝气。中年人宜选择较正式的衬衫、西服、套装以及质地较好的休闲装，体现出成熟、素雅、沉稳的气质。老年人的服装款式力求简洁舒适，可选择颜色稍暗的砖红色、驼色、海蓝色、墨绿色等服装来体现其端庄稳重的气质。

2. 与肤色相适宜　人的肤色会随着所穿衣服的色彩发生美妙或明显的变化。因此在选择服装时应根据肤色的不同来进行搭配，从而起到相得益彰的效果。肤色偏黑的人应选择浅色调、明亮的服装如浅黄、浅粉、月白等色彩的服装，这样可以衬托出肤色的明亮感。肤色偏黄的人，应穿蓝色或浅蓝色上衣，可将偏黄的肤色衬托得娇美洁白。肤色白里透红的人，对服装的选择面较宽，无论明暗、深浅都较适合，但面色苍白、发青者，则不宜穿粉红、浅绿、嫩黄等色彩娇艳的服装。

3. 与体型相适宜　树无同形，人各有异。人与人存在的差异，也表现在体型上的千差万别。由于个体差异和缺陷的存在，人们在着装时应特别注意服装色彩、线条、款式与体型相协调，这样才能使体型好的人锦上添花，体型差的人扬长避短、遮丑显美，能以更好的形象参与各种社交礼仪活动。用色彩、线条、款式修正体型，方法很多，下面针对几种体型介绍一些基本知识。

（1）身材偏高：身材高挑、胖瘦适中的人，对服装款式选择的范围较大，着装时应该更多考虑服装与肤色、气质、身份、场合的协调。如果身材过于高瘦，应选择线条流畅的服装，而不宜选择竖条纹络的面料，避免穿窄小、紧身的衣服，避免使用黑色、暗色等；如果身材高且胖，宜选择长裙，裤子不宜太长，衣服的面料不要太挺，厚薄适中。

（2）身材偏矮：宜选择垂直线条的服装，从鞋子、袜子到裤子（裙子）宜选同一颜色，以增加视觉上的高度；避免使用水平线条、宽折边和方正肩线的服装以及宽松悬垂、大而粗笨的款式，避免使用对比色的腰带和衣裤（裙）来分割身体的高度。

（3）瘦型：宜选择质地粗硬、大格、大花等图案的面料，服装以刚好合体为宜。设计上采用多层次的技术处理，如女士在胸前做些点缀或打褶、穿褶裙等，增加宽度。不用质地过薄的面料，以免显得呆板没有韵味；避免使用暗色和垂直线条的服装；太瘦或有明显缺点的部分不宜裸露，如双臂过细的人，尽量不要穿半袖或无袖的上衣。

（4）胖型：宜选择色彩强度较低、较深暗的服装，也可选深色、有规则小花纹图案的服装；配以小面积白色或浅色的装饰，利用深浅色视觉差对比，达到掩饰体型肥胖的目的；黑色和藏青色也会使人显得苗条，而与肤色相配的纯色或小花纹图案的服装，也很适合体型肥胖者。不宜穿俗艳大花、方格花纹或衣料较厚的服装。

4. 与职业身份相适宜　着装应与自己所从事的职业、身份、角色形象相协调。特别是工作时的着装，更应体现职业服装的实用性、象征性和审美性。它表明了工作人员的责任感和可信度，也表现了对他人的尊重。医护人员的服饰应美观、大方和稳重。

（三）整体性原则

着装应统筹考虑并精心搭配，使各个部分相互呼应，整体上完美和谐。需注意两个方面。

1. 恪守服装本身约定俗成的搭配　如穿西装时，相配的是衬衫而不是运动衣，搭配的鞋是皮鞋而不是布鞋、拖鞋、运动鞋等。

2. 体现着装整体美的风格　着装时要努力使服装各部分彼此适应，在局部服从整体的前提下，力求展现着装的整体美。如饰物应选与着装主色相近或相对的色彩，以达到协调、呼应的效果。

（四）个体性原则

一个人的内在气质体现于外在着装上。每个人都有自己的个性，故着装时既要认同共性，又不能磨灭自己的个性。应兼顾自身的特点，做到"量体裁衣"，扬长避短，保持自己独特的风格，在人际交往中给人留下深刻美好的印象。

（五）适度性原则

在修饰程度、数量、技巧上，都要把握分寸，自然适度，追求雕而无痕的效果。

1. 适当的修饰程度　修饰有分寸，简繁得当，使被修饰的人以自然美的姿态出现。切不可盲目模仿，追求那种不适合自己的装饰，结果弄巧成拙，丧失自然美的魅力。

2. 适度的修饰数量　饰品意在点缀。适度的缀饰可画龙点睛、锦上添花，使人更具风采。若修饰过度，往往会给人以轻浮浅薄、俗不可耐的感觉。因此配饰以少为佳，有时甚至可以没有配饰。

3. 适宜的修饰技巧　修饰既要求美化、生动、具有生命力，又要求真实、自然、天衣无缝，做到既雕琢，又没有人工美化的痕迹，恰似自然天成。

（六）技巧性原则

不同的服装有不同的搭配和约定俗成的穿着方法。着装时应注意技巧，同时利用着装的技巧扬长避短，这是必须掌握的着装艺术。

1. 色彩的技巧　色彩的选择应坚持的原则是协调。世界上没有不美的色彩，只有不美的搭配。因此，根据礼仪的要求和自身的特点、性格、爱好，选择适当的服装色彩，合理搭配，是美化着装的一个重要手段。

（1）色彩的利用：根据色彩的冷暖象征和视觉效果，以及人的体型、年龄、性格、肤色和场合的差异，色彩的选择各不相同。暖色如红、黄、橙色等，给人以温暖、热烈、幸福之感；冷色如蓝、黑、绿、白等，给人以寒冷、抑制、平静之感。浅淡的明色给人以轻快、华丽的感觉；深沉的暗色给人以凝重、沉稳、质朴的感觉。此外，色彩会造成视错觉，如浅色有扩张作用，使人显胖；深色有收缩作用，使人显得苗条。

（2）色彩的搭配：遵循美学规律，力求最佳的色彩组合，做到色调和谐、层次分明，在统一的基础上寻求变化，在变化中寻求平衡。

1）撞色搭配法：撞色搭配是指两种（或多种）反差较大的颜色搭配在一起，其特点是色彩形象强烈，给人视觉冲击力比较大。效果比较好的撞色效果是黑＋白、黑＋红、黄＋紫、蓝＋橙等。

2）类似色搭配法：类似色搭配是指选择色调较为相近的颜色搭配在一起，其特点是色彩统一、协调，给人一种柔和、秩序的感觉。比如浅色系、深色系、冷色系、暖色系、中色系等。

3）渐变色搭配法：渐变色搭配是指颜色从明到暗，或由深转浅，或是从一个色彩缓慢过渡到另一个色彩，其特点是色彩具有层次感，让人看到会格外舒服。比如上浅下深、左浅右深、前浅后深，都属于渐变色的搭配范围。

2. 穿西装的技巧　西装以其设计造型美观、线条简洁流畅、立体感强、适应性广泛等特点而越来越受人们青睐，成为现代人际交往中最得体、标准的礼仪服装。无论是男士还是女士穿上后都显得典雅大方，极富魅力。穿西装应注意以下几个方面。

（1）必须合体：合体的西装才能体现出西装庄重典雅的魅力。西装上衣的长短应略超过臀部，与下垂手臂的虎口平行为宜，西装领口低于衬衫领口1cm左右，袖长以到达手腕为宜，裤长以不露袜子为宜，刚好到鞋跟处，同时保持西装平整洁净，裤线笔挺。

（2）配好衬衫：配西装的衬衫要保持干净平整，不可有污垢、油渍；衬衫袖口应长于西装袖口1～2cm；衬衫的下摆必须塞在西裤里面，系好领扣和袖扣；衬衫颜色应与所配西装颜色协调，如白色衬衫配各种颜色的西装效果都不错，而正式场合男士不宜穿色彩鲜艳的格子或花色衬衣。

（3）系好领带：领带被称为西装的灵魂。选择领带时应注意色彩、图案与西装、衬衫的搭配及与场合气氛的协调，领带与西装衬衫一般可采用相近的协调色或相反的对比色。

在严肃、正规、庄重的场合上应选择暗色无图案的领带，而非正式、喜庆的场合可以佩戴色彩鲜明、图案精美的领带。领带的长度以触及皮带扣为宜，领带夹在衬衫第四、五粒纽扣之间。

（4）搭配鞋袜：穿西装一定要穿皮鞋。皮鞋的颜色以黑色、深棕色等深色为宜（男士在所有正式场合只宜穿黑色或深棕色皮鞋），或与西装的颜色一致协调，要略有鞋跟，保持皮鞋清洁（图 5-1）。应穿与裤子、皮鞋类似颜色或较深颜色的袜子，以棉线袜最好，注意经常换洗，没有破洞。女士要穿着舒适方便、优雅大方、与服装相协调的鞋子（图 5-2）。年纪稍大的女性注意选择的鞋跟不可过高。

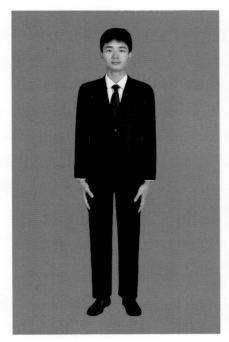 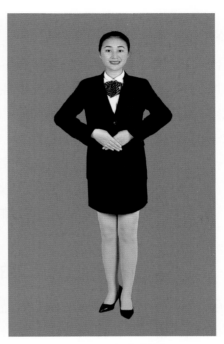

图 5-1　男士西装　　　　图 5-2　女士西装

（5）穿西装细则

1）西装纽扣有单排、双排之分。双排扣西装应把扣子都扣好。单排扣西装最下面那颗扣子基本上不系。一粒扣的，系上端庄，敞开潇洒；两粒扣的，只系上面一粒扣是正统，都不系敞开表示气氛随意；三粒扣的系上面两粒或只系中间一粒都合乎规范要求。

2）西装口袋里面放东西越少越好。西装上衣、下面两侧口袋里原则上是不放东西的，东西只装在内侧口袋里。西装内侧口袋可以放钢笔、名片，不需要放其他物品。

3）西装的马甲必须贴身。可以脱去上衣后穿着马甲，但必须注意马甲的面料与上衣的面料相同。

4）西装袖口的商标牌应摘掉，否则不符合西装的穿着规范，高雅场合会贻笑大方。

考点　着装的基本原则

二、不同场合的着装

作为从事医护工作的职业人士，在日常生活中的着装也应该体现性格特征和固有的魅力。

医护人员属于公众人物，在日常生活中着装同样影响着交际的效果，服饰的整体格调要端庄稳重、优雅大方、统一协调，着装还应该与所处的活动场合协调。

一般在交际应酬之中人们所面临的种种场合，可以分为公务、社交、休闲三大类。在这三类不同的场合，着装的款式应各有不同。原则上，公务场合、社交场合属于正式场合，着装尽量正规、讲究。休闲场合则属于非正式场合，着装尽量随意、自在。

（一）公务场合

公务场合是指人们置身于工作场所。公务场合对于服装款式的基本要求：庄重、保守、传统，不要过分强调个性。适用于公务场合的服装款式有制服、套装、套裙、工作服等。

（二）社交场合

社交场合是指人们置身于交际活动场所。聚会、拜访、宴请、舞会、音乐会等，都是典型的社交场合。社交场合对于服装款式的基本要求是优雅、时尚、个性，适用于社交场合的服装款式为时装、礼服、民族服装，以及个性化的服装等。在晚宴等社交场合，我国的民族服装很受推崇，如男士穿唐装、女士穿旗袍。

（三）休闲场合

休闲场合是指人们置身于闲暇场所。居家、健身、旅游、娱乐、逛街等，都属于休闲活动。休闲场合对于服装款式的基本要求：舒适、方便、自然，随个人喜好，可根据情况穿着适宜的服装，如 T 恤、牛仔服、运动服、沙滩服、家居服等。

考点 不同场合的着装要求

三、着装的注意事项

在社交场合，着装不仅指穿衣戴帽，更是指由此折射出的人们的教养与品位。在正式场合，它还具有反映社会分工，体现地位、身份差异的社会性功能。因此，在日常生活的各种场合中，都应注意自己的着装礼仪。

（一）整洁

着装反映了一个人的卫生状况及精神面貌，应力求整洁，具体应做到如下几点。

1. 整齐　平整无褶皱。

2. 干净　勤换洗，做到无污渍、油迹及异味。

3. 完好　在正式的场合不要穿残破、陈旧的衣服。

（二）文明

着装的文明性，主要是要求着装文明大方，符合社会的传统道德及文化习俗。在日常生活中应文明着装，以显示自己文明优雅的气质，具体应做到如下方面。

1. 忌穿过分裸露的服装　胸部、腹部、腋下和大腿是公认的身着正装时不准外露的四大禁区。

2. 忌穿过透、过薄的服装　若内衣、内裤以及身体的敏感部位"透视"在外，令人一目了然，不但失礼，更有失检点，有损自身形象。

3. 忌穿过短的服装　不要在正式场合穿短裤、小背心、超短裙等服装，以免行动不便，且也失敬于他人，给他人造成不便。

4.忌穿过紧的服装　为了展示自己的身材而穿过于紧身的服装，一是不利健康，二是使自己的内衣、内裤的轮廓在过紧的服装之外隐约显现，很不雅观。

5.忌穿过大的服装　过分肥大的服装，会显得松松垮垮，无精打采。

四、配　饰

饰物是人们在着装的同时所选用、佩戴的装饰性物品。它对人们的穿着打扮，起着辅助、烘托、陪衬、美化的作用。从审美的角度来看，它与服装、化妆一道被列为人们美化自身的三大法宝之一。因此，美观、实用、搭配是选择饰品的基本原则。

（一）装饰类饰物

装饰类饰物也可称为首饰，由于首饰的装饰作用很强，其越来越受到人们尤其是女性的青睐。首饰已经成为人们在社交场合的"常备品"，包括戒指、项链、耳饰、手链、手镯、胸针等。

1.使用规则

（1）数量规则：以少为佳，可不佩戴。需要佩戴多种首饰时，一般不要超过三件；除耳环、手镯外，佩戴同类的饰物时，一般不超过一件（新娘除外）。

（2）色彩规则：佩戴饰物色彩要力求同色，不要五彩缤纷，让人眼花缭乱。

（3）质地规则：佩戴饰物争取同质。即一次佩戴多种饰物的时候，所佩带的饰物应质地相同，协调一致。一般情况下，正式场合需佩戴高档的珠宝首饰，非正式场合可以佩戴一些随意的显得活泼的首饰。

（4）身份规则：所选用的首饰一定要符合自己的身份。仅凭个人喜好是不可取的，一定要看自己的职业、年龄、性别、工作环境等是否与所佩戴的饰物相协调，如在校学生最好不佩戴首饰。

（5）体型规则：首饰的佩戴因人而异，在选择首饰时，应充分重视自身的体型、脸型等特点，以达到增加美感、扬长避短的目的。

（6）季节规则：佩戴饰物要注意与季节相吻合。一般金色、深色首饰适于冷季佩戴；银色、艳色首饰则适合暖季佩戴。

（7）搭配规则：佩戴首饰一定要与服装相协调，把饰物视为服装整体中的一部分。要兼顾所穿服装的质地、色彩、款式。

（8）习俗规则：佩戴首饰要遵守习俗，不同的地区、不同的民族，佩戴首饰的习惯做法多有不同。因此要了解不同，尊重习俗。

2.常用首饰的佩戴方法　饰物的种类繁多，在佩戴方法上，除必须遵守上述八条使用规则外，往往还要注意不同饰物的特殊要求。

（1）戒指：套在手指上做纪念或装饰用的小环，用金属、玉石等制成，可象征友谊、爱情等。佩戴戒指男女老少皆宜。尽量不要一手戴多枚戒指，以佩戴一到两只为宜。不同国家和地区佩戴戒指的习惯也略有不同。

（2）项链：戴在颈部的环形首饰，也是富贵、平安的象征。项链种类很多，主要分为金属项链和珠宝项链，男女均可佩戴。项链的佩戴应与服装、个人颈部特征、年龄、脸型等因素协调，通过对颈部的装饰展现出独特的个人魅力。佩戴项链要与服装质感相配。丝绸要配以精细、样式别致的金银质项链，光泽感较强的宜配珍珠项链；脖子长的人要选择颗粒大而短的项链，在视觉上能减少脖子的长度；脖子短的人则要选择颗粒小而长的项链等。

（3）耳饰：可分为耳环、耳链、耳钉、耳坠等类别，一般多为女性成对佩饰，即在每只耳朵上各佩戴一只，而不宜在一只耳朵上佩戴多只。通常，选戴耳环要与本人的脸型、肤色、服装、发型等相协调。一般来说，圆润脸型，宜选择长条线型的耳坠，既能拉长脸部比例，还具有很好修饰脸型的作用；偏长脸型，宜选择圆形或者扇形的耳饰，让脸型偏向饱满。

（4）手链或手镯：一种佩戴于手腕上的链状或环状饰物。手链男女均可佩戴，手镯则只适用于女性。一般情况下，手链和手镯不能同时佩戴，尽量不要一手戴多只。

（5）胸针：又称胸花，即别在胸前的一种饰物，多为女性使用。别胸针的部位多有讲究，穿西装时，应别在左侧领上；穿无领上衣时，则应别在左侧胸前。

考点　首饰的佩戴规则

（二）实用类饰物

1. 围巾　不仅可以保暖，还有装饰的作用。它和服装的风格是一致的，可以增加人们整体的形象美。漂亮的围巾，合适的系法，可以让服装更出色，创造出个人独特的穿着格调。

（1）围巾的种类和质地：围巾的花色品种繁多，是服装重要的装饰品之一。从外观分为长巾、方巾、三角巾和领围等；从面料分为真丝、羊毛、人造织物等；从生产工艺分为针织和机织；从艺术工艺分为提花、印花、手绘、蜡染等；从色彩分为纯色和杂色。

（2）围巾的搭配：一般情况下把围巾搭在脖子上，两端垂挂在胸前，上衣领口的纽扣打开，露出项链，看上去显得洒脱大方，这种围巾颜色不宜太深，要显得厚重且挺实；将围巾放在衣服内，展现一种高贵气质，这种围巾颜色深浅要与衣服相配，围巾应该是薄且短一点为好；三角巾、大披肩有时系于肩或垂挂于肩上，雅致洒脱，一般适于身材高大者。

2. 手表　在正式的社交场合，佩戴手表可以体现身份、地位和财富状况，同时还意味着佩戴者时间观念强、作风严谨。尤其对于男性，备受重视。

（1）手表的选择：选择手表通常应注意形状、种类、色彩、图案、功能等方面，同时兼顾自身的穿着、职业、活动场所、交往对象等相关因素。在正式场合所佩戴的手表，在造型方面应当庄重、保守。手表的颜色宜选单色或双色，色彩要清新、高贵、典雅，如金色、银色和黑色等。手表上除数字、商标、厂名和品牌外，不宜出现其他图案。计时是手表最主要的功能，手表应准确到时、分，其功能应少而精。

（2）忌戴的手表：成年人不应佩戴失效表、劣质表、广告表及卡通表等不符合礼仪规范的手表，以免给人以不严肃、不尊重交往对象的感觉。

　　3.包　是服饰整体搭配中的重要组成部分，不仅有实用功能，还具有装饰的作用。包的选择应与着装的色彩、样式及季节和场合相协调。

　　（1）与服装相协调：包的选择应与服饰的色彩协调一致。一般来说，包的色彩应与自身穿的多数服饰、鞋子协调，选择同一色或近似色为宜。选择质地适宜的包可以增强服饰的效果，如华丽的着装宜选用皮革等具有光感质地的包；淡雅的装束宜选用朴素典雅的包。

　　（2）与季节相协调：在夏季选择小巧的包，显得轻松凉快；在冬季选择颜色鲜明的手提包，可以点缀颜色较暗淡的服装。

　　（3）与场合相协调：在工作场合，职业女性工作时佩戴的包，宜选择颜色沉稳、真皮材料、简单大方的款式，既显得干练利索、稳重端庄，又可搭配多种服饰颜色，盛放多种用品，非常实用；出席宴会、晚会场合，穿礼服可以选择高贵小巧的手拿包，绒制、锦缎制的手拿包，颜色可选用闪亮的金色、银色，在灯光下更添光彩；在休闲场合，旅游逛街时可选择休闲样式的大挎包、双肩包或手提包，布制、草编均可，可显出轻松自在的感觉。

（三）医护人员工作中的饰物佩戴

　　1.与工作有关的饰物佩戴

　　（1）护士表：表是护士每天工作中常用的工具，用于生命体征的测量、药物的使用、输液滴数的计算等。护士在工作场合一般不戴手表，而佩戴胸表。胸表造型小巧别致，可挂于左侧胸前。由于其表盘是倒置的，在工作过程中，低头或用手托起表体即可察看计时。这样既卫生又便于工作，亦可对护士服起到装饰作用，体现护士特有的形象。

　　（2）发卡、发网：一般护士的燕帽需要发卡来固定，发卡的选择应是白色或浅色，左右对称别在燕帽的后面，一般不外露。护士在工作的时候，可将头发盘起，再用发网固定，让头发更服帖，显得更干练。

　　2.与工作无关的饰物佩戴　医护人员的职业服装就是要尽量表达医护人员的纯洁、朴素、善良的职业情感。护士在工作中不戴戒指，不佩戴有吊坠、叮当作响、繁多庞杂的饰物，以免影响工作及破坏个人气质。因此，与工作无关的饰物佩戴原则是以少为佳，不戴为好。

第 2 节　医护人员的着装要求

案例 5-2

　　小王是一名新入职的护士，为了给领导、同事留下一个好印象，上班第一天，小王早起化了艳丽精致的妆容，戴上了耳环及手链，穿上了新买的长裙。小王到达科室后直接将工作服套在了长裙外，黑色的蕾丝袖口和裙边外露，并用红色发夹固定了护士帽。小王礼貌地和每一位同事打招呼，尽管小王非常热情，但发现同事们露出异样的表情。在接待新入院患者时，小王搀扶患者来到病室，安排好床位，并向患者及家属介绍了医院的基本情况。尽管小王热心服务，但发现患者和家属还是有些不满意。

　　问题：1.护士小王的问题出在哪里？

　　　　　2.医护人员的服饰礼仪有哪些要求？

一、工作中的着装

医务工作不仅是一门科学，还是一门艺术。它的艺术美是通过医护人员的形象来实现的。医护人员形象对医疗服务对象的身心将产生直接或间接的影响，进而直接影响到治疗、护理的效果和质量。因此，医护人员的着装，除了应遵守着装的基本原则外，还应体现出医护人员的职业特点。

根据服务对象的实际需要，医护人员必须注重仪表美。要将着装问题提高到维护个人形象、维护医院形象、维护国家医疗机构形象与维护国家形象的认识高度。医护人员工作时的衣着——工作服，应以整洁、庄重、大方、适体、方便工作为原则，与工作环境和谐统一。特别是护士的工作着装所体现的仪表美，是为护理工作的具体内容所服务的。因此，护士应以端庄的仪表、整洁的服饰，给患者留下良好的第一印象和美好的回忆，以便在今后的工作中得到患者更多的信任与配合。

（一）着装原则

1. 在工作岗位上应穿工作服　医护人员的着装不仅有专业的特征，而且要体现医护人员的精神面貌。其中护士服的设计充分考虑了护士所从事的职业和身份，适合护士的工作环境与工作职能。护士服的款式有连衣裙式和上、下装式。颜色以白色居多，白色象征着纯洁、优雅，给人以端庄、神圣之感。目前许多医院将服装中的多元文化与色彩的心理效应引入医院，根据不同工作环境和服务对象选择不同颜色和款式的护士服装。如手术室、小儿科、传染科等可分别选用淡蓝色、粉红色、米黄色等护士服。护士上班必须穿护士服，这是护理职业的基本要求。护士身着醒目的护士服，除对患者尊重外，还便于患者辨认，同时也使护士产生一种职业责任感，这样有利于他们发扬敬业精神，为患者提供优质服务。

2. 工作服整齐清洁　工作服应干净平整，穿着合体，使操作活动自如。护士服的清洁和整齐代表着护士的尊严和责任，显示着护理职业的特殊品质，体现了护理人员严格的纪律性和严谨的工作作风。

3. 穿工作服要佩戴工作牌　医护人员身着工作服时应佩戴标明姓名、职称、职务的工作牌，以促使他们更积极、主动地为患者服务，并认真约束自己的言行，同时也便于患者的辨认、问询和监督。因此，每一位医护人员应以高度的责任心自觉地把工作牌端正地佩戴在左胸上方，避免反面佩戴。另外，要注意保持工作牌的整洁干净，损坏或模糊不清时应及时更换。

（二）着装具体要求

1. 护士帽　是护士的职业象征，它用无声的语言告诉患者"我是一名护士，我为您的健康服务"。护士的帽子有两种：燕帽和筒帽。燕帽有方角和圆弧角两种款式。戴燕帽时，应保持其平整无折并能挺立，高低适中，戴正戴稳，距发际4～5cm，发夹固定在帽后，反映护士优雅的气质，与护士的整体装束统一和谐（图5-3）。戴筒帽时，前达眉睫，后到发际，头发应全部放在圆筒帽内，帽缝在后，边缘要整齐（图5-4）。

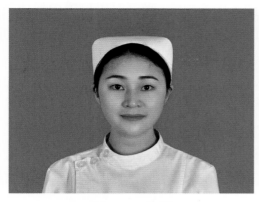

图 5-3　燕帽

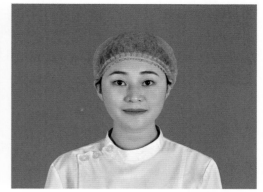

图 5-4　一次性筒帽

链接

燕帽彩杠的含义

　　燕帽上的彩杠多为蓝色，象征着严格的纪律，是责任和尊严的标志，同时代表了一定的含义：斜杠是职称高低的象征，一道斜杠表示护师，两道斜杠表示主管护师，三道斜杠表示主任护师；横杠是职务的象征，一道横杠代表病区护士长，两道横杠代表科护士长，三道横杠代表护理部主任。

　　2. 工作服　衣服要整齐、清洁。衣扣要扣齐；长短要适宜，以身长刚好过膝、袖长至腕部为宜；腰部用腰带调整，宽松适度，工作服内不宜穿过于臃肿、宽大的衣服；不外露内衣；袖口清洁干净；缺扣子要尽快钉上，禁用胶布、别针代替；衣兜内忌装满；护士裤的长度以站立时裤脚前面能碰到鞋面，后面能垂直遮住 1cm 鞋帮为宜。医护人员的工作服有着特殊的职业含义，不可随意修改，更不可为追求时髦加以改动（图 5-5）。

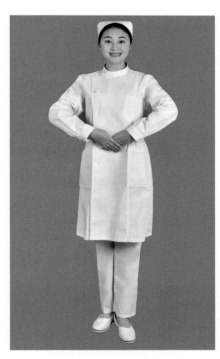

图 5-5　护士服

链接

护士服装的演变

　　护士服装源于公元 9 世纪。那时，护理工作主要由修道院中女修道士来承担，有"修道派护理"之称。修女穿统一服装且有面罩（后改为帽子）。19 世纪 60 年代南丁格尔首创护士服装时，以"清洁、整齐并利于清洗"为原则。样式虽有不同，却也大同小异。此后，世界各地的护士学校皆仿而行之。护士服装不但体现美观、大方、清洁、合体，更追求表现出护士纯洁、沉稳、平和的气质。

　　3. 鞋和袜子　医护人员的鞋以白色或乳白色、平跟或小坡跟且能防滑为宜，鞋跟不要钉钉，防止走路时发出声响（图 5-6）。根据不同的季节要选择不同的袜子。袜子宜用肉色或浅色，袜口不应露在裙摆或裤脚外面。切记，无论男女医护人员，赤脚是不礼貌的。

　　4. 口罩　医护人员在进行无菌操作与防护传染病时必须戴口罩。佩戴口罩时应完全遮盖口鼻，戴到鼻翼上一寸（0.033m），四周无空隙（图 5-7）。吸气时以口罩内形成负压为适宜松紧，可起到有效防护作用。口罩摘下时，如未被污染，应将贴着口鼻的内面向里折好（传染科除外），放在干净的口袋里，以备下次再用。

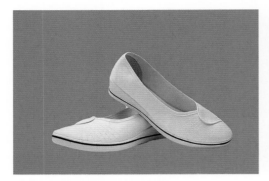

图 5-6　护士鞋

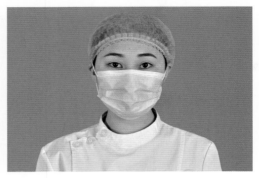

图 5-7　戴口罩

考点　医护人员工作时着装的要求

二、生活中的着装

医护人员属公众人物，服饰的格调应整洁、高雅，在日常生活中的着装应体现性格特征和固有魅力，要遵循以下原则。

（一）端庄稳重

衣服整洁、干净、熨烫平整，不宜穿着太短、太露、太透的服装，给人以不稳重的感觉。

（二）优雅干练

尽可能选穿优质、高品位的职业套装，以体现精明干练、进取向上的个人气质。

（三）清新脱俗

在个性方面，既要尽可能与众不同，又要与常规审美保持一致，不宜过分打破常规，标新立异，穿奇装异服。

医护人员因职业需要对服饰有着特殊的要求。医护人员规范的着装向社会展示着严谨自信、优雅庄重、诚信大方的工作作风和职业风采。最终以美好的职业形象、规范的职业技能和优质的服务艺术，赢得服务对象的信任，得到社会的认可。

自 测 题

一、名词解释

TPO 原则

二、填空题

1. 服饰是_____。

2. 着装的基本原则包括_____、_____、

_____、_____、_____。

三、单选题

1. 下面关于鞋的说法中，错误的是

　　A. 凉鞋不适合正式场合

　　B. 鞋的配色原则是宁深勿浅

C. 靴子是女性冬日的良好选择

D. 护士鞋只能是平跟

E. 高跟鞋更显女性气质

2. 在服装的各种元素中，对人的刺激快速而强烈的是

　　A. 色彩　　　　　　　　　B. 款式

　　C. 面料　　　　　　　　　D. 首饰

　　E. 挂饰

3. 女护士在工作中常常不能佩戴各种首饰，但下列哪种饰品可以佩戴

　　A. 戒指　　　　　　　　　B. 耳环

　　C. 项链　　　　　　　　　D. 手链

　　E. 耳坠

4. 公务场合不适合的服装款式是

　　A. 套装　　　　　　　　　B. 工作服

　　C. 运动服　　　　　　　　D. 制服

　　E. 商务休闲服

5. 人们对服装的色彩需要把握，你认为下面哪种描述不正确

　　A. 人们一般讲究服装颜色上浅下深

　　B. 人们一般讲究服装颜色上深下浅

　　C. 体型胖的人应该搭配颜色具有收缩感的服装

　　D. 暖和的浅色可以使人看起来更加丰满

　　E. 黑色衣服显瘦

6. 下面对护士鞋的描述中，不正确的是

　　A. 要求样式简洁

　　B. 以平跟和浅坡跟为宜

　　C. 注意是否防滑

　　D. 夏天可以光脚穿鞋

　　E. 多以白色为主

7. 男士西服单排扣有两个，在正式场合站立时，应如何扣

　　A. 只扣上边一个　　　　　B. 只扣下边一个

　　C. 两个都扣上　　　　　　D. 两个都不扣

　　E. 以上都对

8. 穿西服套裙时应配

　　A. 肉色短袜　　　　　　　B. 黑色长筒袜

　　C. 彩色丝袜　　　　　　　D. 肉色连裤袜

　　E. 不穿丝袜

9. 服装首要的、基本的功能是

　　A. 实用功能　　　　　　　B. 装饰功能

　　C. 表达功能　　　　　　　D. 角色功能

　　E. 美的象征

四、简答题

1. 不同场合的着装要求是什么？

2. 饰物的使用原则包括什么？

3. 医护人员在工作中应怎样着装？

第 6 章

医护人员的交谈礼仪

俗话说"言为心声"。在人与人的交往中，言谈起重要作用，它反映了一个人最基本的素质，是一个人的文化修养、生活阅历、处理事情的应变能力的综合体现。交谈是以语言方式，来交流各自的思想状态，是表达思想及情感的重要工具，是人际交往的主要手段。

案例 6-1

患者因胃溃疡入院。入院当天，责任护士来到他的病床前，进行入院护理评估："你是新来的 18 床吗？"患者愣了一下，笑着说："现在是 18 床，我年纪大了，身体不好，经常住院，以前也有护士叫我 15 床、3 床……请问，我该如何称呼你呢？"护士听到这里，羞愧地低下了头……

问题：1. 这位护士为什么感到羞愧？

2. 护士的言谈错在哪里？

一、基本要求

在人际关系中，强化语言方面的修养，学习、掌握并运用好交谈的礼仪，是至关重要的。一名合格的医护人员必须掌握基本的交谈礼仪要求。

（一）态度真诚

真诚的态度是平和、稳重、坦诚、谦虚、热情、不卑不亢、宽容大方和平等待人等。具有这种态度的人，会懂得倾听别人的意见，善于吸收别人的意见，也愿意提出中肯而切实的建议。取得对方的信任和好感，为双方的交谈创造良好和谐的气氛。

（二）文明得体

在公共场合与他人交谈时语言文明是基本原则。医护人员要根据患者的年龄、性别、经历、文化背景等来选择不同的交流语言。

用语要做到规范得体、表达准确，让人感觉到修养与风度。注意用语谦和，避免使用粗俗的语言。在背后说人短处，谈论他人隐私，都是对他人的不尊重，也是不礼貌的行为。

（三）神情专注

言谈过程中既有听，也有说。有时候"善于听"比"善于说"更为重要。神情专注也是对讲话者的一种尊重，可以让对方感受到对他所讲的内容有兴趣，感受到耐心，感受到鼓励。切忌讲话时左顾右盼，要注意眼神和手势的配合运用。特别是医护人员与患者讲话时，要让患者感到被重视、理解和接纳。

（四）谨慎大方

谨慎是一种职业修养，包括言和行的修养，要求说话和做事要三思而后行。例如，与人交流时，要认真倾听他人的谈话，在自己说话前先想一想，不应该说的话千万别说。讲话时泰然自若、落落大方，不可夸耀自己、冷落他人。与对方持不同意见时，应冷静对待，不要轻易否定他人或指责他人。

（五）面带微笑

微笑是美的象征，爱的体现，是人与人沟通的润滑剂。微笑是自信的表现，也可以给人温暖、亲切、美好的感觉，能有效地缩短双方的距离，从而形成融洽的交往氛围。用微笑来接纳对方，能反映出一个人良好的修养和诚挚的胸怀。医护人员善用微笑表情，能让患者保持心情愉悦，有助于疾病的恢复（图 6-1）。

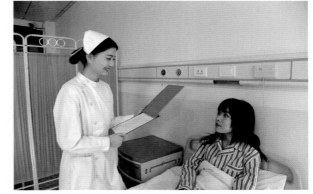

图 6-1　微笑服务

二、沟通技巧

医护人员为患者服务的过程中，通常会运用书面语言和口头语言来进行沟通，但更多的是运用口头语言。在口头语言的运用中，掌握语言沟通技巧，可以帮助建立融洽和谐的护患关系，为医护工作打下良好的基础。

（一）语气

交际中与对方谈话时表现出来的态度就是一种语气，表达出来的是感情，透露出说话者的"喜、怒、哀、乐"。合理运用说话的语气，才能把丰富的感情表达出来，才能传情达意，达到事半功倍的效果。

1. 陈述语气　与患者沟通时，为了核实患者对医护人员所说的内容是否了解清楚，医护人员可以用陈述语气进行重述，或者请患者复述，确认无误后再继续交谈。例如，在为患者进行入院宣教时，可使用陈述语气，忌用不耐烦的语气。

2. 祈使语气　表示说话人的建议、请求、邀请等。为患者进行操作时，可以使用这种语气。如"请您伸出手，让我看看您的血管情况"。

3. 委婉语气　与患者沟通交流中，应学会运用委婉的语气向患者解释，让患者易于接受。如"治疗效果正在观察中"。

总之，医护人员在工作中，要根据不同的场合，运用恰当的语气，体现语言之美。当抢救危重患者时，语气要沉着冷静，语言简洁准确；当面对重症的患者和焦急的家属时，则要柔声细语，体现出语言的委婉之美。因此，语气应根据具体情况来使用，要灵活掌握，因人、因时、因地而不同。

链接

语气知识点

语气，是说话时流露出来的感情色彩，是说话者在交际中对谈到的情况所持的态度，是在一定的具体思想感情支配下具体语言的声音形式。语气不仅可以"达意"，更善于"传情"。

（二）倾听

倾听是一项技巧，是一种修养，甚至是一门艺术。在医护工作交谈中，倾听是指医护人员要全神贯注地去接受和感受对方所发出的信息，从而全面掌握患者的各项信息资料，作出正确的诊断。

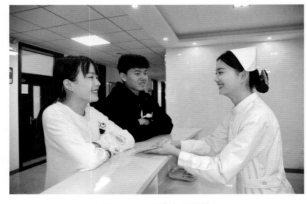

图 6-2　耐心倾听

1. 礼貌倾听　与患者沟通前，先将手机设置为静音，态度诚恳，表情自然。谈话中忌手势多、动作大，以免患者紧张不适。若有急事，需中断交谈，应向患者解释，并约定下次交谈的时间。

2. 耐心倾听　与患者谈话中，不要轻易打断对方讲话，也不要随意插话，更不要轻易做出判断，应等到患者把话说完后，再表达自己的观点（图 6-2）。

3. 及时反馈　与患者交谈时，医护人员可通过微笑点头或恰当的回应，对患者的话进行反馈，使患者更加愿意表达，从而让医护人员全面地了解患者的情况。

> **链接**
>
> ### 倾听的作用及注意事项
>
> 认真地倾听可以体现对他人的尊重，也可以观察对方的肢体动作和表情，充分获取相关信息。在倾听时，不要随意打断对方的讲话，谨慎反驳对方的观点，禁忌带着偏见去倾听，不要去猜测对方未讲完的内容。

（三）提问

提问是收集信息和核对信息的重要方式，是交谈的基本工具，是交流成功的"敲门砖"，合适地运用这块"敲门砖"，就能打开一扇有效沟通的大门。

1. 提问的方式

（1）开放式提问：提问的问题范围广泛，不限制患者回答，可引导患者的思路，让其说出自己的想法、感受，能深入地了解患者某些方面的情况。一般在与患者沟通交流开始时使用，可缓解患者的紧张和拘束。如"您昨晚睡得怎么样？""您感觉如何？"，也用于询问指向性的问题，如"您哪儿不舒服？"，这样提问可以让患者主动、真实地诉说，医护人员可迅速了解患者的真实想法和情况。

（2）封闭式提问：一般是在明确问题时使用，用来澄清事实，获取重点，患者回答问题的选择性相对要少，有些问题只需回答"是"或"不是"。这种提问可以在最短时间内获得信息，节约时间。例如，在为患者采集病史时提问"您抽烟吗？"。

2. 提问的注意事项

（1）不管开放式提问还是封闭式提问，都是交谈的一种手段，在交谈中要交替、合理地运用，一次提问不要过多，要等患者明确回答后再提出第二个问题。

（2）提问时语言要通俗易懂，让患者听得懂。

（3）禁用指责、质问、暗示性的语言、语气提问，以免患者紧张不安，产生敌对不满的情绪。

（4）对患者的个人隐私不可强行提问，以免尴尬，如果提问了忌讳的问题，要适当解释，避免误会。

（四）鼓励

鼓励是指鼓舞、激励的意思。在与患者沟通交流过程中，医护人员适当地对患者进行鼓励，可以增强患者和家属战胜疾病的信心和勇气。

1. 鼓励患者　临床工作中，医护人员要多运用临床中康复患者战胜疾病的实例来鼓励患者，对患者的小进步也要在适当的时候给予鼓励。如肢体康复锻炼的患者，行走时要及时给予鼓励，如"好，继续走""您做得很好""再坚持，效果会更好"，运用这些语言激励患者，增加其勇气和信心。面对身患重病甚至是绝症的患者，医护人员要运用目标激励法，鼓励患者战胜自我，让他们感到自己是被需要的，如"您的家人不能没有您，您一定要坚强地活下去……"。

2. 鼓励家属　患者由于病程长、病情复杂，家属有时难免急躁不安，心情不好，甚至会放弃患者。面对这种情况，医护人员要及时地与家属沟通，向家属介绍疾病的预后及最新的治疗情况，指导他们照顾亲人的方法，鼓励他们成为亲人的强大后盾，协助亲人积极地配合治疗。

（五）沉默

俗话说"沉默是金"。在与患者交流过程中，沉默有以下几方面的作用。

（1）给患者提供思考的时间，缓解患者的情绪，杜绝过激行为的发生，能让患者冷静思考后自由表达意见。

（2）提供了医护人员观察患者的时间，可以让医护人员冷静思考问题，正确对待患者。

（3）表达了医护人员对患者的尊重、同情、理解和支持，让患者感觉温暖舒适。

考点　语言的沟通技巧

三、规 范 用 语

（一）礼貌用语

医护人员在日常工作生活中，使用礼貌语言，做到出口有"礼"，体现自身的素质，体现对他人、对患者的尊重，让患者感到温暖，让他人心情愉快；还可促进增强医护队伍内部的凝聚力，是评价医护卫生服务质量的一项重要指标。因此医护人员必需使用礼貌语言。

1. 招呼用语　见面打招呼是日常生活中人们都熟悉和常用的语言，也是礼貌的表现，一般分为以下几类。

（1）问候语：见面打招呼、互相问候、问好，是人们见面时最简便、最直接表达友好的一种方式。在使用上，通常简洁、明了，不受场合的约束。无论在任何场合，与人见面都不应省略问候语。同时，无论何人以何种方式向你表示问候，都应给予相应的回复，不可置之不理。如日常见面可用"早上好""晚上好""您（你）好"；初次见面可说"很高兴认识您"；很久未见的老朋友可说"久违了"等。招呼用语要做到热情自然、有分寸。被问候的人也要作出相应的回应，表示对他人的尊敬。

（2）迎送语：接待来访客人时必不可少的礼貌语。新患者来到医院的病区，护士应起身微笑迎接，为其热情介绍病室环境和病友，消除他的陌生感和恐惧感；当患者治愈出院时，则应主动护送至病区门口，用送别语送别，如"您请多保重""请定期复查"，切忌说"欢迎再来"。

（3）称呼语：称呼指的是人们在日常交往应酬中，彼此之间的称谓。在人际交往中，选择正确、恰当的称呼，反映了自身的教养，对他人的尊敬程度，以及双方关系发展所达到的程度。

称呼男女，现在一般用"先生""女士"等国际通用的称谓；生活中，当与某些已经知道其职业特征的对象沟通时，可以在其姓氏后加职业，如"赵医生""李老师"；对有明确职位的交往者则用职衔称呼，如"张校长""李经理""王书记"；如果交往对象和自己较熟悉而且是同辈时，常用"老＋姓"来称呼，如"老刘"；但如果对方德高望重，年纪比自己大，则用"姓＋老"来称呼，如"李老"；如果身份地位比自己低、年纪较小，则用"小＋姓"来称呼，如"小张""小李"；在非正式的场合也可以使用亲属称谓，如"杨奶奶""张姐"等，给人亲切之感。

医护人员在每天的工作中，都要与患者及其家属打交道，特别是在为患者进行治疗护理时，忌直接称呼其姓名或称呼床号。

2. 请托用语　是指向他人提出某种要求或请求时应使用的必要语言。向他人提出某种要求或请求时，一定要"请"字当先，而且态度语气要诚恳，不要低声下气，更不能趾高气扬。常用的请托语有"劳驾""借光""有劳您""让您费心了""请您等一会儿""请跟我来""请您配合我做治疗"等。

3. 感谢用语　对别人给予或提供的方便、恩惠，用言语行动表示感激就是感谢。常用的感谢用语有"谢谢""非常感谢""十分感激"等。如医护人员为患者做治疗，治疗结束时，应该对患者说"谢谢您的合作"或者说"多谢您的配合"；在一些场合发言，也可以说"十分感谢大家""谢谢大家"，以表示谦虚和礼貌；也可以加一些慰问性的词语对他人的帮助表示感谢，如"真是麻烦您了""让您受累了"。

4. 道歉用语　为自己不适当或有危害的言行，向对方表示遗憾、歉意。常用的道歉用语有"对不起""请原谅""失迎""恕不奉陪""真过意不去"等。

5. 告别用语　辞行、辞别、离开时向他人所说的致谢语言。与人告别时，神情应友善温和，语言委婉谦恭，要有分寸。常用的告别用语有"再见""再次感谢您的光临，欢迎您再来""非常高兴认识你，希望以后多联系""后会有期"等。医护工作中，当患者痊愈出院，医护人员一句"您慢走，多保重"表达的是关心与祝福。

6. 赞美用语　是指向他人表示称赞时使用的语言。在交往中，要善于发现、欣赏他人的优点长处，并能适时地给予对方以真挚的赞美。这不仅能够缩短双方的心理距离，更重要的是能够体现出宽容与善良的品质。常用的赞美语有"很好""太棒了""真了不起""真漂亮"等。面对他人的赞美，也应作出积极、恰当的回应。如"谢谢您的鼓励""多亏了你""您过奖了""您也不错嘛"等。

（二）婉言与禁忌

俗话说"良言一句三冬暖，恶语伤人六月寒"，有些话要委婉地说，这就是语言运用中的婉言和禁忌。如"这不关我的事，我也不知道，你去问医生"。类似这些话在护士的工作中都是禁忌。正确的做法是，当遇到护士确实不知道的情况时，可以委婉地说："请您稍等，我了解一下，再告诉您，好吗"。对某些患者的病情，暂时不能告诉患者本人，经过治疗小组和家属的同意，要婉转地向患者解释，采用的是善意的"谎言"，这是帮助患者恢复健康的一种方法，并不违背医护道德。

在日常的医护工作中，说禁忌语是对别人的不尊重、不礼貌，可能会引起医疗纠纷，甚至影响到患者的治疗，因此，医护人员一定要言语谨慎。

如果遇到不得不说的情况时，则要用委婉的话，或是婉转的言辞，也就是婉言。如"死"可以用"辞世""长眠""走了"等来代替。委婉的语句，是语言沟通中的"软化艺术"，显示出一个人的善意、对别人的尊重，体现出个人的文化修养、风度。婉言更容易让听者接受，是语言中的"软功"。

自 测 题

一、名词解释

开放式提问

二、填空题

1. 医护人员交谈礼仪的基本要求_____、_____、_____、_____、_____。

2. 语气包括_____、_____、_____。

三、单选题

1. 沟通交谈中，如果希望得到更多、更真实的患者信息，运用的最佳技巧为
   A. 重述　　　　　　　B. 核实
   C. 沉默　　　　　　　D. 提问
   E. 阐释

2. 言谈中，护士为了给自己提供思考和观察的时间，可采用的言谈技巧是
   A. 倾听　　　　　　　B. 患者重述

   C. 鼓励　　　　　　　D. 沉默
   E. 核实

3. 下列属于招呼用语的是
   A. 请托用语　　　　　B. 感谢用语
   C. 赞美用语　　　　　D. 告别用语
   E. 迎送语

4. 下列属于开放式提问的是
   A. "请问您平时抽烟吗？"
   B. "请问您平时跑步吗？"
   C. "请问您昨天晚上睡得怎么样？"
   D. "请问您年龄是？"
   E. "请问您今天的降压药吃了吗？"

四、简答题

沉默的作用有哪些？

| 第 7 章 |
医护人员的行为礼仪

医护人员对患者的关心和爱护，要通过一定的行为才能体现出来，要想给患者留下美好的印象，促进患者早日康复，医护人员必须加强自身的学习与训练，遵守人际交往的原则、规范，以良好的精神面貌为患者提供优质的医疗护理服务。

案例 7-1

护士小高在值班期间，接到急救电话，有位胃穿孔的患者即将急诊入院。小高立即做好一切准备工作，准备迎接患者入院。患者被平车推进病房时，面色苍白、大汗淋漓，非常痛苦，急需手术。此时，护士小高面带微笑对患者家属说："请不要着急，我马上通知医生为患者检查。"说完不慌不忙地走进病房。

问题：1. 护士小高的做法合适吗？
　　　2. 如有不适，应怎样改正？

一、基本行为要求

（一）尊重患者

医护人员最基本的道德品质、道德规范就是要一切以患者的利益为出发点。具体表现为尊重患者的人格、权利和隐私，义不容辞地为他们诊断与治疗，为他们提供良好的医疗服务，让每位患者可以享受平等的医疗护理服务。

（二）诚实守信

"诚实守信"是职业道德的"立足之本"。诚实，是指忠诚老实，不说谎、不造假、不欺瞒他人，不隐瞒自己的真实思想，不掩饰自己的真实感情。守信，就是讲信用、讲信誉，信守承诺，忠实于自己承担的义务，答应别人的事一定要去做。在医疗护理工作中，在良好医患关系的基础上，患者会把自己的困难和要求向医护人员倾诉，医护人员应根据当时的具体情况，结合自身情况、医院条件，尽力给予满足。千万不可信口开河，随便允诺。真正做到言必行，行必果，认真履行医护人员的神圣职责。

（三）举止文雅

举止文雅指人的行为举止文明优雅、规范得体、美观适度、不卑不亢、自然、大方，体现良好的文化教养。可以说，一个人的文化蕴涵、知识水平和道德修养是通过人的行为举止这面镜子来展现的。临床工作中，医护人员的举止和外表直接影响着患者对医护人员的信任程度和对疾病治疗的信心。因此，医护人员应注意自己的站姿、坐姿、走姿，不要随便坐在患者的病床或床旁椅上；在公共场合不要随地丢垃圾、吐痰、当众擤鼻涕；与患者沟通交流时，声音大小适中，语速适当，吐字清晰、准确，不讲粗言恶语；尊重患者风俗习惯，尊重自我；不与患者嬉笑打闹，作风正派，掌握好交往的分寸，让患者感到可亲可信。

（四）雷厉风行

雷厉风行是形容处理事情动作敏捷，行动坚决果断，执行政策法令严厉迅速。在日常的医护工作中，时间就是患者的生命，特别是在抢救危重患者时，医护人员的任何怠慢，任何优柔寡断，都会延误抢救时机，甚至会让患者失去生命。因此，这就要求医护人员在平常的工作中要掌握扎实的专业基础知识、娴熟的医疗护理操作技能，积累丰富的临床经验，用雷厉风行的工作作风在法律的约束下做好自己的本职工作，减轻患者的痛苦，促进患者康复。

二、临床工作中的行为礼仪

（一）接待患者礼仪

案例 7-2

　　患者，男性，71 岁，患高血压 10 年。近日天气寒冷，出现头晕等症状。家属为其测量血压，血压值 170/95mmHg，遵医嘱入院接受治疗，护士小李为老人做入院评估时，因患者年龄较大，听力下降，部分内容听不清楚便反复咨询护士。李护士本来心情就很糟糕，见老人动作缓慢，听力也不好，还要反复解释，就更觉得厌烦。老人看见她一脸的不高兴，大声批评她服务态度不好，情绪很激动，随即倾倒在地，须立即抢救。

问题：1. 患者的病情为什么加重了？

　　　　2. 如果你接待该患者，你会怎么做？

　　患者来到医院，面对医院陌生的环境、疾病所带来的压力，通常会产生孤独、自卑、恐惧的心理。因此，患者更加依赖医护人员，期待医护人员给予他们理解与同情、关心与爱护。此时的患者对医护人员的一颦一笑、一言一行、一举一动都特别敏感。作为医护人员要了解患者的心理活动，热情主动地接待每一位患者（图 7-1）。

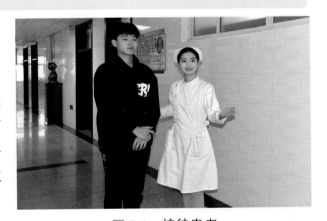

图 7-1　接待患者

　　1. 入院就诊　患者入院就诊，对护士、医生是陌生的，加之对病情感到紧张，可能产生焦虑情绪。医护人员应设法消除患者的紧张和焦虑情绪。

　　（1）门诊工作：预检分诊时，预检护士需由有经验的护士担任。护士应对来院就诊的患者热情、主动接待、微笑服务，对患者提出的问题应耐心地给予解答。护士应使用简单明了、通俗易懂的语言，避免使用医学术语。经医护人员热情的接待，患者的紧张、焦虑心理可逐渐减轻。

　　（2）急诊工作：急诊科是医院诊治急、危重患者的场所，是抢救患者生命的第一线。急诊护士应针对患者实际情况采取适当的接待和救护方式，提供及时、快捷的医疗急救服务。预检分诊时，患者被送到急诊科，应有专人负责，出迎救护车。预检护士要掌握急诊就诊标准，做到一问、二看、三检查、四分诊。医护人员应为伤病患者争取事关生死存亡的抢救时间，不失时机地进行抢救，提高抢救的成功率；并且应具有扎实的全科医学理论知识、丰富的临床经验、熟练的操作技术、敏锐的观察力，能迅速对患者病情做出判断，并正确地进行抢救治疗。

由于患者起病急、病情重，患者及家属会出现紧张、焦虑、恐惧等情绪。医护人员要理解家属的心情，给予适当的安慰和心理疏导，耐心回答患者家属提出的问题，切勿使用"慌什么""烦死了，没看到医生在忙吗？"等恶语去刺激他们。为了保证抢救工作正常进行，医护人员可劝说家属在急救室门外或休息室等候，及时向家属反馈抢救情况。遇到家属愤怒或言语过激时，医护人员应尽量避免与患者家属针锋相对，应该以冷静、克制的态度，平息患者家属的愤怒，获得家属对抢救工作的理解和支持。

2. 住院治疗　在病房，患者接触最多的是护士，护士的言行举止将对患者产生重要的影响。护士在临床护理工作中要让患者感受到关爱，这样可以缓解患者的不安情绪，对疾病的治疗也会起到促进作用。

待门诊护士将患者送来后，病房护士应起身相迎，并以热情的态度、亲切的语气接待患者。首先做自我介绍："您好！我是您的病区护士，我叫×××，病床已给您安排好，请随我来。"其次患者进入病房后，向患者介绍床单位的设备及使用方法（如呼叫系统的使用等），以及同室的病友、病房及医院的规章制度（如生活制度、探视制度等）。最后指导患者及家属认识病室的环境，如厕所、浴室、食堂等，使患者尽快适应医院环境，给患者留下良好的印象。

住院治疗期间是医患关系、护患关系最重要的阶段，也最容易发生医患、护患矛盾的时期。例如，医生抱怨患者不听医嘱，不配合治疗；护士埋怨患者过于娇气；患者责怪医生责任心不强，对自己麻木不仁；患者嫌护士技术不熟练，对自己没耐心等。医护人员应以热情的态度对待每一个患者。医护人员在治疗和护理中应做到无微不至，充满爱心。在危重患者面前，医护人员更应表现出耐心和关爱，动作轻柔，认真细致地护理患者，使患者感到舒适。医护人员应尽全力消除患者的焦虑，使患者积极配合治疗。当患者焦急烦躁时，医护人员应以体贴、安慰的语言进行开导；当患者质疑时，应耐心细致地给予解答；当患者消极悲观时，应积极鼓励和安慰。

3. 出院指导　经过医护人员的精心治疗与护理，患者病情好转、康复。医生可根据患者的情况，在征求患者的意见之后，决定出院日期，开具出院医嘱。护士按出院医嘱提前通知患者及家属，帮助患者整理好个人用物，做好出院准备；根据出院医嘱进行健康教育，指导患者出院后在休息、饮食、服药、功能锻炼及定期复查等方面的注意事项。

出院道别是医护人员对患者关爱的延续。临别时，医护人员应表达良好的祝愿，增进医患、护患关系良好发展。患者离开病区时，护士送至电梯门口，礼貌地向患者告别"请按时服药""请多保重""请定期到门诊复查"等，并向患者行握手礼、挥手礼告别，直至患者离开。

（二）询问病史礼仪

对患者病情、病史等情况进行了解，是医护工作必不可少的一部分。它贯穿于患者整个治疗护理过程中，对治疗护理质量的提高有一定的帮助。要想让患者愿意向医护人员诉说病情，愿意向医护人员说出他的所有情况，医护人员必须掌握一些基本的技巧，具备基本的礼仪知识。

1. 举止　交流中医护人员可采取站姿，身体略向前倾斜，向患者询问时要双目平视、两肩平齐，展现出一种稳重端庄、充满朝气的精神面貌，展现出医护人员良好的职业素质。

2. 距离　向患者询问病史的过程中要根据与患者谈话的内容和患者的情绪，适时对人际距离进行调整。例如，刚开始询问时，医护人员要站在患者床边，与患者保持一定的距离；当患者诉说时流露出伤心、痛苦的表情时，医护人员可以走近一些，伸出手来，轻轻地拍拍患者的肩，给予安慰；当患者诉说头疼发热时，护士可以摸摸患者的额头，给予关心。这种距离的变化传递着医护人员对患者的尊重、关心与爱护。

3. 聚精会神　向患者询问病史时，切忌东张西望、抓耳挠腮、玩弄手机，这些都是不礼貌的行为，会让患者觉得医护人员对他不感兴趣或不重视，也会影响护士对病情信息的收集。

4. 时间　与患者交流的时间要合适。

（1）患者入院时，若病情危重，当务之急是进行紧急处理，实施抢救，处理结束后才能向患者或其家属询问详细的病史。若病情较轻，应及时在床前询问病史，收集资料。住院过程中对资料进行再次采集和补充时，则可以提前与患者约好时间再去询问，注意要避开患者进餐、治疗、休息的时间。

（2）沟通交流的时间长短要合适，不可过长，以让患者不感到疲劳为宜；也不可过短，要询问清楚。一般时间控制在 20 ～ 30 分钟（图 7-2）。

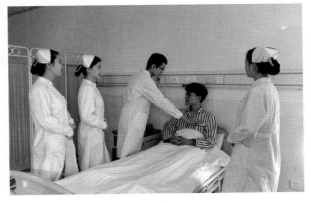

图 7-2　询问病史

（三）查房礼仪

查房是医疗工作中最重要的环节。按照查房的性质可分为临床业务性查房、教学指导性查房、常规评价性查房；按照查房的形式和内容可分为个案护理查房、教学查房、危重抢救查房、质量查房、健康教育查房、护理科研查房、整体护理查房、管理查房等；按照护理等级可分为护士长查房、总护士长查房和护理部主任查房。无论哪种查房，医护人员都应态度认真，记录翔实。

1. 查房前

（1）医护人员要积极准备，查阅病历，了解患者的综合情况和身心状况，针对病例先进行有关疾病知识的复习。

（2）护士要征得患者的同意，告诉患者查房的目的和意义，待患者同意后才能进行。查房前应将查房参与者介绍给患者，以表示尊重，并感谢患者的配合。

2. 查房中

（1）医护人员仪表举止要端庄稳重，查房期间应关闭手机，不接外线电话、不动患者私物、不要当面议论患者、不要嘲笑患者、不随便打断患者讲话、不处理与查房无关的事务。

（2）查房中要注意保护患者隐私，不可过多暴露患者身体，必要时用屏风遮挡。

（3）查房中护士与患者沟通交流时要神情专注，注意倾听，学会听"弦外之音"，并及时进行巧妙询问。

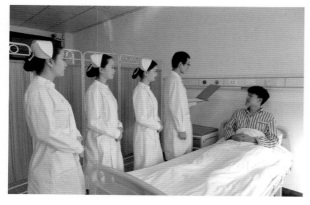

图 7-3　查房礼仪

3. 查房后

（1）要向患者对医护工作的支持表示感谢，让患者感觉舒适安全。

（2）查房结束后要将查房的资料及时、详细、准确记录，总结经验，提高实际工作能力和应变能力（图 7-3）。

（四）交接班礼仪

交班是指把工作交给接班的工作人员。交接班工作是保证日常医疗护理工作严密性和连续性的一项重要工作程序。严格的交接班，不仅使患者的治疗护理更加系统、连贯、有序，还可加强医护之间的密切合作和互相配合，形成良好的工作氛围和友好和谐的人际关系。值班人员应提前到科室，了解患者及病区的情况。交班者要认真完成本职本岗位的工作，必要时书面签名。按交班形式可分为集体交接班、床旁交接班、个别交接班。

1. 集体交接班　每天早晨，值晚班的医护人员在下班之前，把本班次的工作情况，向病区的所有医护人员进行口头或书面汇报。

（1）护士长主持，所有医护人员要着装整洁规范，佩戴工作牌，统一站好，表情严肃、认真地听取交班内容，交班中不得交头接耳、吃东西等。

（2）交班者要衣帽整洁、仪表端庄。值晚班者可进行简单洗漱，面向主持人进行交班。

（3）交班内容要简明扼要、重点突出。

（4）交班中如遇到难以解决的问题，主持人可另选时间进行开会解决，避免交班时间过长，影响白班工作。

2. 床旁交接班　对于特殊治疗、病情危重等情况的患者，医护人员可以在患者床前进行重点交班。交代患者的病情情况、注意事项和护理要点。交班中要注意维护患者利益，不可在患者面前谈论某些治疗护理的利弊或医护人员个人的问题（图 7-4）。

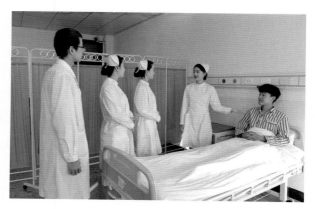

图 7-4　床旁交接班礼仪

3. 个别交接班　是值班者对某些重点事情进行个别强调。目的是让下一位值班者，能对病区情况做到心中有数，很快进入工作状态。

考点　询问病史、查房、交接班的礼仪

医者仁心

"中国好人"杜丽群

杜丽群，南宁市第四人民医院艾滋病科护士长。她多年从事艾滋病护理工作，在特殊的工作岗位上经常会遇到患者的辱骂、责难，面对这些特殊的患者，杜丽群始终做到冷静应对，大度包容。曾经有一位60多岁的阿姨在知道自己患上艾滋病后产生了轻生的念头，经过她的耐心开导，患者消除了心理障碍，最终放弃轻生的念头，积极配合治疗。面对有过激行为的患者，她积极与患者沟通，让患者冷静下来。多年来杜丽群用自己的言行燃起患者生命的希望，不离不弃救助患者4000多人次，用爱心和责任心践行着医护工作者的神圣使命，荣获全国卫生系统模范个人的最高行政奖励——白求恩奖章，以及全国五一劳动奖章，荣登"中国好人榜"。

自 测 题

一、名词解释

举止文雅

二、填空题

1. 交班形式可分为_____、_____、_____。

2. 查房按照护理等级可分为_____、_____、_____。

三、单选题

1. 医患沟通交流的时间一般时间控制在

   A. 5～10分钟　　　B. 10～20分钟

   C. 20～30分钟　　　D. 30～40分钟

   E. 15～20分钟

2. 关于集体交接班描述错误的是

   A. 下班前，值晚班的医护人员把本班次的工作情况向病区的所有医护人员进行口头或书面的汇报。

   B. 所有医护人员要着装整洁规范,佩戴工作牌,统一站好，表情严肃、认真地听取交班内容，交班中不得交头接耳、吃东西等。

   C. 值晚班者可进行简单洗漱，面向主持人进行交班。

   D. 交班内容要详细、繁琐，阐述要面面俱到。

   E. 交班中如遇到难以解决的问题，主持人可另选时间进行开会解决，避免交班时间过长，影响白班工作。

3. 接待患者时，医护人员语言不恰当的是

   A. "您好！我是您的病区护士，我叫×××。"

   B. "×××，病床已为您安排好，请随我来。"

   C. "慌什么？烦不烦，没看到医生在忙吗？"

   D. "别紧张，我们都会尽量帮助您。"

   E. "祝您早日康复，定期复查。"

四、简答题

简述医护人员行为礼仪的基本要求。

| 第 8 章 |
医护人员的姿态训练

姿态可以直接反映出人的内在素养和外在精神面貌。文雅的举止、得体的姿态可以给患者留下良好的印象，使患者更加信任医护人员，并积极配合治疗。因此，加强医护人员的姿态训练非常重要。

案例 8-1

小李和小王是护理专业的实习生，第一次参加护理查房工作，她们着装整齐，却互相勾肩搭背、走路身体摇晃，说说笑笑进入病房。护士长和患者交谈过程中，她们双手插兜，靠在病房墙上，引起患者反感，查房结束后护士长对她们进行了批评教育。

问题：1. 她们的举止行为是否符合礼仪的要求？

2. 医护人员应该进行哪些姿势训练？

一、手姿与手势训练

（一）致意

致意是一种常用的交际礼节，表示打招呼、问候、道别之意。向对方致意问候时，应该诚心诚意，表情和蔼可亲。若毫无表情或精神萎靡不振，会给人以敷衍了事的感觉。

举手致意是指将右臂伸直，掌心朝向对方，左右摆手，一般情况下不发声，适用于向距离较远的熟人打招呼。

（二）基本手姿

1. 垂放　是最基本的手姿。

（1）双手自然下垂，掌心向内，叠放或相握于腹前。

（2）双手自然下垂，掌心向内，分别贴放于大腿外侧，呈半握拳状，多用于站立之时。

2. 背手　做法是双臂伸到身后，双手相握，同时昂首挺胸，多见于站立、行走时，显示很有威望。

3. 持物　用手拿东西，既可用一只手，也可用双手。但值得注意的是，拿东西时应动作自然，五指用力均匀。禁忌翘起环指与小指，以免显得故意做作。

4. 鼓掌　表示欢迎、祝贺、支持及赞赏，用于演讲、演出、比赛或迎候嘉宾。其做法是以右手掌心向下，有节奏地拍击掌心向上的左掌，有时也可起身站立。

（三）禁止手姿

1. 易于误解的手姿　个人习惯，不为他人理解的手姿。

2. 不卫生的手姿　在他人面前搔头皮、掏耳朵、擦眼睛的分泌物、抠鼻孔、剔牙齿、抓痒痒、摸脚丫等手姿，极不卫生，显得没有教养。

3. 不稳重的手姿　在大众场合，双手乱动、乱摸、乱扶、乱放，或咬指甲、抬胳膊、折衣角、抱大腿、拢头发等手姿，均属于不稳重的手姿。

4. 失敬于人的手姿　掌心向下挥动手臂，勾动示指或除拇指外的其他四指招呼别人，用手指指点他人都是失敬的手姿。

（四）常见的手势语

1. 握手　人们在社交场合中不可缺少的礼节，多用于见面致意、问候、祝贺、感谢、鼓励、告别。握手时相距一米，目光注视对方，面带微笑，上身稍向前倾，伸出右手，四指并拢，拇指张开，上下晃动 2 ～ 3 次即可。

2. 挥手　是人际交往中常规的手势，通常适用于与人打招呼或是告别。挥手的正确方法是身体站直，目视对方，伸出右手，手臂尽力向上前伸，掌心向着对方，轻轻向左右挥动。挥手时，一般应空手挥动，不要上下摇动或举而不动。

3. 指示　是用以引导来宾、指示方向的手势。即以右手或左手抬至一定高度，五指并拢，掌心向上，以肘部为轴，朝向目标伸出手掌。注意伴随目光指引，以表示诚恳、谦逊之意。

4. 举手　与对方较远或没有时间寒暄时，可以举手打招呼。正确方法是，右臂向侧上方伸出，掌心朝着对方，其余四指并拢，拇指分开，左右轻轻摆动，但不要上下摆动。举手很简单，却可以向对方表达敬意。

5. "V"字形手势　示指和中指分开呈"V"字形，掌心朝前，可表示为"胜利""成功"，也可表示为数字"二"。

6. 竖起拇指　翘起拇指，指尖向上，四指并拢屈曲，这个动作在很多国家普遍被用来表示表扬、夸奖他人。

7. 其他手势

（1）用手呈握杯状做饮水动作，表达"我渴了"。

（2）两手合掌，把头倚在一侧手背上，紧闭双眼，做入睡状，表示"我很疲倦"。

（3）用手拍拍胃部，表示"我吃饱了"。

（4）用手在胃部画圈表示"我饿了"。

（5）两手相搓既可以表示"我很冷""很好""这里很安逸舒适"，也可以表达迫切期望、精神振奋、跃跃欲试等。

医者仁心　　　　　　　　　　**一生行医　一世仁心**

张金哲，首都医科大学北京儿童医院小儿外科主任医师，教授。1997 年当选为中国工程院院士。中国小儿外科主要创始人之一，在中国小儿外科界享有很高的声望。张金哲医生从医 70 多年，一直坚持在临床一线。他的工作服上自己手写"外科张金哲"五个大字，让人一眼就能看清，以示与患儿平等。张医生出门诊有自己的一套做法：接诊，患儿进来必起身相迎；手诊，必先洗手并搓热后再接触患儿皮肤；谈病情，用"三分钟艺术"告诉家长怎么回事、该怎么办。在患儿和家长眼中，他是德高望重的医学泰斗，更是亲切友爱、风趣幽默的"宝藏爷爷"。张医生最看重的是"一生努力"，努力做一个好人，努力做一个好医生。

二、持物姿态训练

医务人员持物应动作自然，用力均匀。护士使用最多的持物姿态有端治疗盘、持病历夹和推治疗车等。

1. 端治疗盘姿态　在站立或行走时，双手托住盘底及边缘，拇指置于盘缘中部，不可放进盘内，双上臂贴紧躯干，肘关节弯曲呈 90° 角（图 8-1）。

2. 持病历夹姿态　在站立或行走时，左手握住病历夹边缘中部，放在前臂内侧，持物手臂紧靠腰部，病历夹前缘上翘，右手自然下垂，行走时，右手以肩关节为轴，前后自然摆动。持医疗文件夹阅读时，左手掌托住医疗文件，右手扶持，身体挺直，协调、自然（图 8-2）。

3. 推治疗车姿态　护士位于治疗车无护栏的一侧，双手握住护栏，推车行走时，两臂均匀用力，重心集中于前臂，上身略向前倾，保持上身平直，速度均匀，注意力集中（图 8-3）。

纠正不良的姿态，如方向不定、身体重心不正确、出现身体前倾或耸肩、身体离车子太近或太远、用车撞门、单手拉车或推车等。

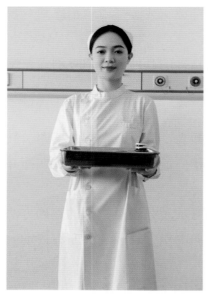

图 8-1　端治疗盘姿态

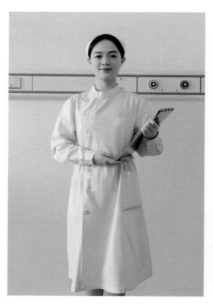

图 8-2　持病历夹姿态

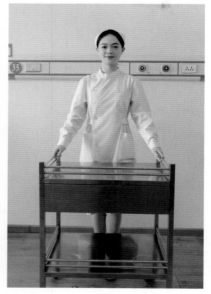

图 8-3　推治疗车姿态

三、站姿训练

站姿，又称立姿，是站立时所呈现出的姿势，是基础姿势，如果站姿不够标准，更无法展现其他姿势的优美。医护人员的站姿标准：挺拔、端庄、娴静、优雅，体现出一种"柔"的美感。

（一）基本站姿

抬头、颈直，下颌微收，嘴唇自然闭合，两眼平视前方，面带微笑，肩自然舒展，挺胸、收腹、收臀，两臂下垂于身体两侧，手指自然弯曲，虎口向前，两腿直立，两膝和脚跟并拢，用于正式场合，如升国旗等。

（二）医护人员常用的站姿

1. 女士的站姿　女士站立时，要注意体现出女性的轻盈、优美。长时间使用一种站姿容易消耗体力，因此可以采用以下几种站姿进行交替使用。

（1）"V"字步站姿：为基本姿态，脚跟靠拢，两脚尖张开呈一条直线，两脚尖的距离约 10cm，张开约 45°，呈"V"字状，双手叠放或相握放在腹前（图 8-4）。

（2）"丁"字步站姿：在"V"字步的基础上移动任意一只脚，将移动脚的脚跟靠近后一只脚的足弓，夹角呈 60°～90°，双手叠放或相握放在腹前（图 8-5）。

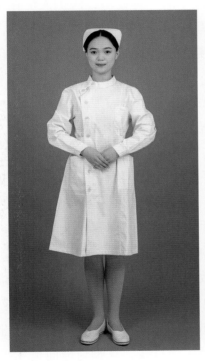 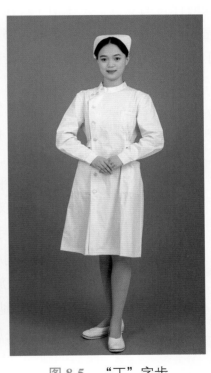

图 8-4　"V"字步　　　　图 8-5　"丁"字步

2. 男士的站姿　男士站立时，应显现出男性的强壮、潇洒，呈基本站姿，双目注视前方，双手下垂于身体两侧，也可以将两手放在背后，双脚平行，也可调整为"V"字形。

（三）站姿的训练方法

1. 直立训练　背靠墙站立，后脑、双肩胛、臀部、小腿、脚跟紧贴靠墙，每天坚持 5～10 分钟，直到练习正确为止。

2. 顶书训练　把书放在头顶的中央，头、躯体自然保持平衡，否则容易使书掉下来。

3. 照镜训练　面对镜面，检查自己的站姿及整体形象，发现问题及时纠正。注意姿势要协调、自然、挺拔。

在训练时最好是配上轻松愉快的音乐，可以调整心境，避免枯燥乏味和单调，这样既可以减轻疲劳，又可以提高练习兴趣。

（四）禁忌站姿

1. 全身不够端庄　站立时，头歪、肩斜、臂曲、胸凹、腹凸、背弓、臀撅、膝屈，或双手插入口袋里，均为不良姿势。

2. 双腿叉开过大　在众人面前双腿叉开过大或双腿交叉即别腿，有失大雅。

3. 手脚随意乱动　人在站立时，两手做小动作，如玩弄衣服及医疗器械（听诊器）、咬指甲、用脚尖乱点乱画、两脚踢来踢去、用脚去勾东西、蹭痒痒、脱鞋袜或半脱不脱等。

4. 表现自由散漫　站没站样，站立时随随便便，任意扶、拉、倚、靠、趴、蹬、跨，显得无精打采，自由散漫。

四、坐姿训练

坐姿是就座时保持的姿势，是生活中使用最多的一种姿势，医护人员在工作中，有许多工作需要坐下完成，如写处方、处理医嘱、书写病历及各种记录单的填写等，端庄、安详的坐姿不仅有利于医护人员的身体健康，减少疲劳，还体现医护人员工作认真负责的态度，给人一种信赖感，展现出一种静态的美。

（一）基本坐姿

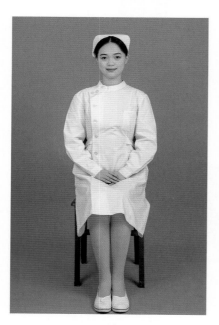

就座时，抬头颈直，下颌微收，目视前方，挺胸立腰，双肩平正放松，上身与大腿、大腿与小腿均呈90°，两膝自然并拢，两脚平落在地，足尖向前，坐在椅子的2/3或1/2处，女士落座后，双手重叠置于大腿上（图8-6）。男士可双脚分开，宽于其肩，双手可分别置于两腿上。

（二）医护人员常用的坐姿

1. 双腿叠放式坐姿　上身保持基本坐姿的姿势，入座后两腿交叉叠放垂地，注意悬空的脚尖应向下，不应朝上（图8-7）。

2. 双腿叠放平行式坐姿　上身保持基本坐姿的姿势，入座后两腿叠放呈一条直线，双脚与地面呈45°角斜放，展现出腿的修长美。适用于较低的椅位（图8-8）。

3. 双腿斜放式坐姿　双腿并拢，两脚同时向左侧或向右侧斜放，与地面呈40°左右的夹角，两手重叠置于左腿或右

图 8-6　基本坐姿

腿上，形成优美的"S"形，适用于较低的椅位（图8-9）。

4. 脚尖点放式坐姿

（1）正位脚尖点放式坐姿：入座时，双脚自然下垂于地面上，脚尖面对正前方，双脚一前一后，后脚脚尖落地，双手叠放在大腿上。

（2）侧位脚尖点放式坐姿：从左侧入座后，双脚一前一后，后脚脚尖落地，双手叠放在大腿上（图8-10）。

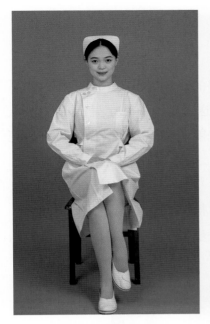

图 8-7　双腿叠放式

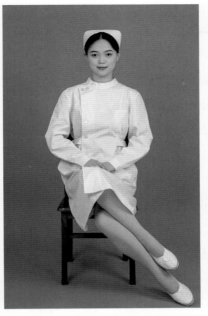

图 8-8　双腿叠放平行式

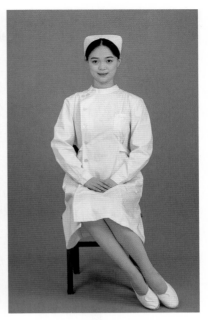

图 8-9　双腿斜放式

（三）坐姿的训练方法

坐姿训练的关键在于下肢与上身体位的协调配合，上身要挺直，腿姿优美，同时还要练习入座和起身动作。

1. 入座前，应从左侧一方走向自己的座位。

2. 入座时，应转身背对座位坐下，若与座位稍远，可将右腿后退半步待腿触到座位边缘后，再轻轻坐下。

3. 穿裙装的女士，应用手从身后向下将平裙摆再坐下。

4. 离座谨慎，左进左出，禁忌突然站起、弄出声响，应慢慢起身离位，从左侧离开。

练习坐姿时，最好是在形体房，坐在镜子前对着镜子检查自己的坐姿，也可在教室或宿舍内进行，同学之间相互指导纠正，训练时可配上音乐减少疲劳，使坐姿优美、协调。

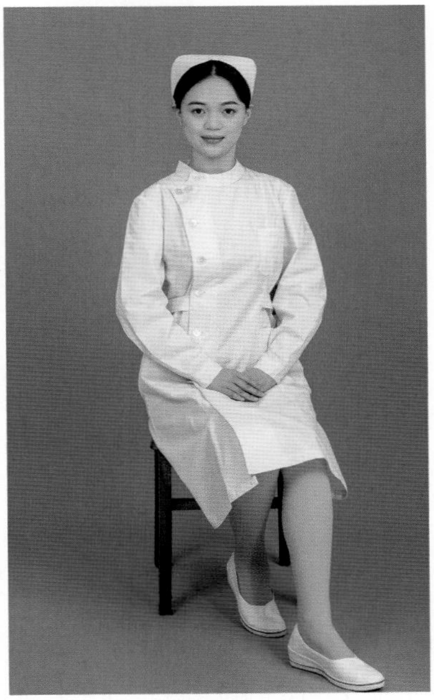

（四）禁忌坐姿

1. 头部　落座后，不要低头后仰，左顾右盼，闭目养神，摇头晃脑。

图 8-10　侧位脚尖点放式

2. 上身　落座后，不要前倾后仰，歪向一侧，或趴向前方及两侧，左右摇晃。

3. 手脚　落座后，不要两手端臂、抱于脑后或膝盖，或到处乱摸乱碰、敲敲打打，或将肘部支撑在桌上，或两手置于其下，或两手夹在大腿之间。

4. 腿部　落座后，两腿分开不要过大，也不要翘起"二郎腿"或两腿伸直、伸开，或反复抖动不止，或骑在座位上，或把腿架在较高处。

5. 脚部　落座后，不要把脚抬得过高，把脚尖指向他人，或使对方看到鞋底，不要随便当众脱鞋、袜子，或用脚勾着桌腿，把脚放在自己或他人座位上。不要用脚踩踏物体，或两脚交叉、摆成"八"字，或脚跟落地，脚尖向上，摇动不止。

五、走姿训练

走姿是行进时的姿势，以站立姿态为基础，属于站立姿势的延续。医护人员工作时离不开走姿，尤其护士的工作大部分时间是在行走中进行的，如接送患者、端治疗盘、推治疗车、持病历夹等。正确而优美的走姿给人一种干练愉悦的感受，并能节省体力，有助于更好地完成医疗工作。

（一）基本走姿

上身正直，抬头、下颌微收、两眼目视前方，面带微笑，挺胸收腹，立腰，脚尖向前、重心稍向前倾，两臂自然摆动。走姿的基本要求：身体协调、步姿优美、步态平稳、步伐从容、步幅适中、步速均匀、走成直线（图8-11、图8-12）。

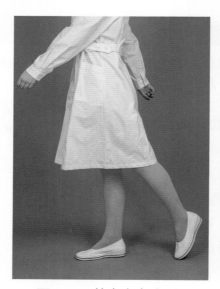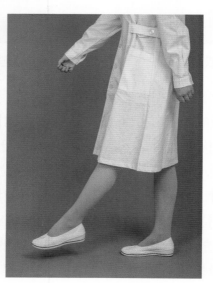

图8-11 基本走姿（1）　　图8-12 基本走姿（2）

（二）医护人员常用的走姿

1. 女士的走姿　抬头直颈、挺胸收腹、下颌微收、两眼平视前方、两腿略收拢沿一条直线小步前进，步履匀称、轻盈，展示女士端庄、文雅、阴柔之美。

2. 男士的走姿　抬头挺胸，收腹直腰，上身平稳，肩平，两眼平视前方，展现出男士刚强、豪放、阳刚之美。

（三）走姿的训练方法

1. 抬头　目视前方，挺胸收腹，直起腰、背，伸直腿部，落脚稳重，使全身看上去犹如一条直线。

2. 起步　重心在前。起步走时，身体稍向前倾，重心落在前移那只脚的脚掌上，当前脚落地后脚离地时，注意膝盖一定要伸直，踏下一步时，再稍为松弛，这样走，步态一定会优美。

3. 行走　脚尖前伸，步幅适中。保持脚尖向正前方，不要向内或向外，脚跟后落地。行走时，前脚脚跟与后脚脚尖两者相距为一脚之长。

4. 自始至终直线前进　练习走姿前，可在地上用粉笔画一条直线，作为双脚行走的轨迹参考。行走时，可在头顶放一本书克服左右摇摆。使腰部至脚保持直线的样子向前行走，防止内"八"字及外"八"字行走，脚步不可过大或过小。

5. 双肩平衡自然摆动　行走时，双肩两臂不可过于僵硬呆板，双肩应当平稳，勿摇晃，以肩关节为轴，手背与上身的夹角不超过30°，两臂有节奏地自然摆动。摆动时手腕进行配合，掌心向内，摆动的幅度以30°左右为宜。不要双手横摆。

6. 注意要点　训练走姿时各种动作协调，最好配上节奏感较强的音乐，注意掌握走路的速度、节拍，保持身体动作协调、自然。

（四）禁忌走姿

1. 方向不定　行走时，方向不明确，忽左忽右。

2. 瞻前顾后　行走时，左顾右盼，频繁回头注视身后。

3. 速度多变　行走时，时快时慢。

4. 声响过大　行走时，脚步声太响、跺脚等。

5. "八"字步态　行走时，切忌两脚尖向内构成内"八"字，两脚尖向外构成外"八"字，否则有失得体。

6. 边走边吃　行走时，吃东西很不卫生。

7. 多人一起　行走时，不要勾肩搭背，不要成横队，影响交通。

六、蹲姿训练

蹲姿是蹲下来的姿势，取低处物或落地物品时使用蹲姿。在做蹲姿时，一定要做到优雅大方，姿势优美。

（一）基本蹲姿

在站姿的基础上，下蹲时，左脚在前，右脚靠后，两腿靠拢向下蹲，左脚全脚着地，左小腿基本与地面垂直，右脚脚跟提起，脚掌着地，形成左高右低的姿态，臀部朝下，主要用右腿支撑身体。蹲下时右手从身后向下将平衣裙，双手掌心向下叠放在左侧的大腿上（图 8-13）。

（二）医护人员常用的蹲姿

1. 单膝点地式　在站姿的基础上，下蹲后一腿弯曲，另一腿跪地。

2. 双腿交叉式　在站姿的基础上，下蹲时双腿交叉在一起。

（三）蹲姿的训练方法

在站姿的基础上，右腿稍后退半步，两腿靠紧下蹲，右

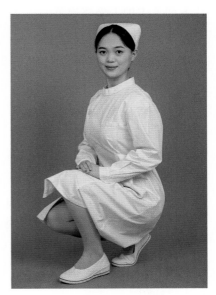

图 8-13　基本蹲姿

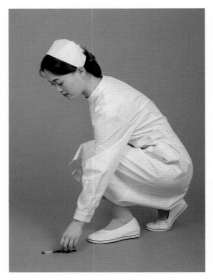

图 8-14　下蹲拾物

手从身后向下捋平衣裙，与此同时头略偏于右侧，注意动作协调、自然、优美。

下蹲拾物时，一腿后退半步，屈膝下蹲，单手拾物或双手拾物站起，显得雅观、优美（图 8-14）。

训练时，可分小组或两人一组互相检查，练习蹲姿。可结合所学的站、走、坐、蹲姿等连贯练习。

（四）禁忌蹲姿

在公共场所下蹲时有三大禁忌。

1. 面对他人蹲下，会使他人不便。

2. 背对他人蹲下，会显得对他人不够尊重。

3. 两脚平行叉开，在他人面前蹲下不文雅。

考点　站姿、坐姿、走姿、蹲姿的基本要求

自 测 题

一、名词解释

1. 举止　2. 蹲姿

二、填空题

1. 基本手姿有_____、_____、_____、_____。

2. 医护人员常用的蹲姿有_____、_____。

三、单选题

1. 下列关于护士坐姿规范的描述，错误的是

A. 头正，颈直

B. 轻稳地坐于椅面的前 1/2 ～ 2/3

C. 捋平护士服下端

D. 双膝分开脚后收

E. 两手自然置于两腿上

2. 值班护士听到呼救："2 床患者突然昏迷了"。此时护士去病室的走姿应为

A. 慢走步　　　　　　　B. 快走步

C. 跑步　　　　　　　　D. 小跑步

E. 快速跑步

3. 关于坐姿，腿部不雅的动作是

A. 勾脚尖　　　　　　　B. 双腿内收

C. 双脚靠拢　　　　　　D. 不乱抖动

E. 小腿垂直于地面

4. 蹲姿是护士常用姿势之一，下面哪种情况下不应采取蹲姿

A. 在换衣间系鞋带

B. 整理衣柜下面储物柜

C. 在患者正前方捡拾物品

D. 为患者整理床头柜

E. 协助患者穿鞋

5. 在常见手势语中，最普遍的表示友好礼节的手势是

A. 握手　　　　　　　　B. 挥手

C. "V"字形手势　　　　D. "OK"手势

E. 竖大拇指

6. 护士小王身高 174cm，以前和同伴在一起时总是弯腰驼背以免高于他人，走路时，双脚呈内"八"字，工作后在病区内经常受到旁人的背后指点，认为她有失护士举止礼仪，为此，小王开始在下班后对自己的身姿进行训练。在基本站姿训练中的靠墙法中，她的哪些部位应当

和墙壁紧密接触

A. 后脑、肩和小腿

B. 后脑、肩、臀、小腿和脚跟

C. 后脑、臀和脚跟

D. 臀、小腿和脚跟

E. 后脑、臀、小腿

7. 行走时，护士挺胸收腹，两眼平视，双肩放平微后展，那么护士的脚步应该如何把握方向和落地顺序

A. 脚尖向着正前方，脚跟先落地

B. 脚尖向着侧前方，脚跟先落地

C. 脚尖向着正前方，脚跟后落地

D. 脚尖向着侧前方，脚跟后落地

E. 脚尖向着正前方，全脚同时落地

四、简答题

1. 简述站姿的基本要求。

2. 医护人员持物的姿态有几种？简述其要点。

| 第 9 章 |
医护人员的形体基本功训练

在现代医疗工作中，医护人员不但要有娴熟的操作技术、高度的责任感、谦虚恭敬的态度，还应具有优美的身体姿态和优雅的形体动作。医护人员的美通常是通过医疗护理工作中的各种动作来体现的，而形体基本功训练就是为表现其优美和优雅的形态而进行的。形体基本功训练的目的，就是在人体运动科学理论的指导下，加强形体动作训练，努力改善人的一些不良的原始形体状态，提高人的动作灵活性和可塑性，提高形体表现能力。通过形体基本功训练，不仅可以增强医护人员的体质，增进健康，改善和矫正不良体态，培养正确的身体姿势；还可以培养医护人员发现美、审视美、鉴别美、展示美的能力，增强自信心，树立医护人员良好的职业形象，使其真正成为高素质的"白衣天使"。

案例 9-1
护士小王希望自己有优美的体形，常常进行形体训练，为了节省时间，小王经常下班后就直接去训练场练习，由于准备工作不到位，因此造成肌肉拉伤。
问题：在进行形体训练前，应做好哪些准备工作？

形体基本功训练是形体训练的重要内容之一，可提高肌肉群的力量和弹性，提高身体各部位的柔韧性，增强体质，促进身体全面发展，为培养优美体态打下良好基础。以下介绍：徒手训练、把杆训练和垫上训练。

第 1 节　徒 手 训 练

徒手训练是指不借助任何物体进行的练习，以训练人的基本控制能力。

一、站姿控制练习

站姿是人的最基本、最重要的姿态，也是形体训练中最基础的内容。站姿训练可以改变练习者身体形态的原有状态，使之站立时的姿态更端庄优美，并在各种情况下保持良好的身体形态。

（一）双腿站姿

【基本要求】　头正，脸部表情自然，两眼平视，双手叉腰、挺胸、收腹、紧缩臀，双腿夹紧，双腿提踵直立时，重心要稳，身体不能前倾。

【预备姿势】　双脚并拢、双手叉腰站立。

【动作方法】　1 ～ 4 拍，双腿提踵直立，控制 3 拍；5 ～ 8 拍，双脚落地站直，保持 3 拍。反复练习 4 个 8 拍（图 9-1）。

（二）单腿站姿

【基本要求】　头正，面带微笑，两眼平视，动作时身体保持平衡。

【预备姿势】　双手叉腰站立。

【动作方法】　1～4拍，一腿支撑提踵，另一腿屈膝吸腿，同时绷脚贴于支撑腿，控制3拍；5～8拍，回到预备姿态。反复练习4个8拍，左右腿交换练习（图9-2）。

（三）变化站姿

【基本要求】　头正，面带微笑，两眼平视，两臂自然下垂，保持身体直立。女士两手腹前自然交叉（右手握住左手）；男士两臂自然下垂于背后，右手握住左手，贴在臀部上，挺胸、收腹、紧缩臀。

【预备姿势】　女士两脚呈"丁"字步、"V"字步或小"八"字步，男士两脚呈大"八"字步。

【动作方法】　①女士，1～2拍，右脚向前一步；3～4拍，左脚向右脚靠拢呈"丁"字步；5～8拍，左脚往后退一步，右脚跟向左脚靠拢呈"丁"字步。向前后左右四个方向练习4个8拍（图9-3）。②男士，1～2拍，左脚向右脚靠拢；3～4拍，左脚向左一步呈大"八"字步，两脚距离同肩宽；5～6拍，右脚向左脚靠拢；7～8拍，右脚向右一步呈大"八"字步，两脚距离同肩宽。反复练习4个8拍。

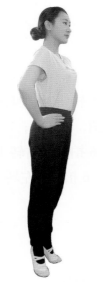

图 9-1　双腿站姿

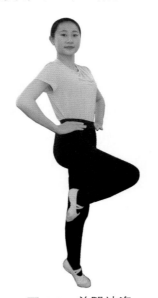

图 9-2　单腿站姿

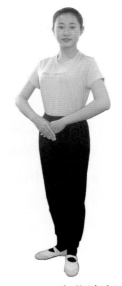

图 9-3　变化站姿

（四）轻松站姿

【基本要求】　头正，面带微笑，两眼平视，两臂自然下垂，女士两手腹前自然交叉（右手握住左手）；男士两手自然在背后交叉，右手握住左手，贴在臀部，或是（男，女）两手自然下垂于体侧，挺胸、收腹、紧缩臀，膝盖并拢。

【预备姿势】　双脚并拢站立。

【动作方法】　1～2拍，右脚向前半步，腿放松，重心在左脚上；3～4拍，收回成预备姿势；5～6拍，左脚向前半步，腿放松，重心在右脚上；7～8拍，收回成预备姿势。

反复练习 4 个 8 拍（图 9-4）。

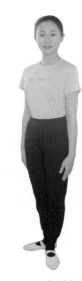

图 9-4　轻松站姿

二、颈部控制练习

【基本要求】　头正，脸部表情自然，双眼平视，挺胸、收腹、紧缩臀，双腿伸直靠拢。

（一）头部后屈

【预备姿势】　面对镜子站立，双手叉腰，脚呈小"八"字步。

【动作方法】　1～4 拍，头向体后方屈曲（仰头看天），眼睛注视后上方；5～8 拍还原。反复练习 4 个 8 拍。

（二）头部前后屈

【预备姿势】　面对镜子站立，双手叉腰，脚呈小"八"字步。

【动作方法】　①第 1 个 8 拍，1～4 拍，头部向前屈（低头思故乡）；5～8 拍，还原。②第 2 个 8 拍，1～4 拍，头向体后方屈曲（仰头赏明月）；5～8 拍，还原。反复练习 4 个 8 拍。

（三）头部侧屈

【预备姿势】　面对镜子站立，双手叉腰，脚呈小"八"字步。

【动作方法】　1～2 拍，头部向左侧屈，肩膀不能斜；3～4 拍还原；5～6 拍，头部向右侧屈，肩膀不能斜；7～8 拍，还原。反复练习 4 个 8 拍。

（四）头部侧转

【预备姿势】　面对镜子站立，双手叉腰，两脚呈小"八"字步。

【动作方法】　①第 1 个 8 拍，1～4 拍，左转头；5～8 拍，右转头。转头时，身体不能随头转动。②第 2 个 8 拍，1～2 拍，左转头；3～4 拍，回中位；5～6 拍，右转头；7～8 拍，回中位。③第 3 个 8 拍，1～2 拍，左转头；3～4 拍，右转头；5～6 拍，左右转头；7～8 拍，回中位。④第 4 个 8 拍，1～2 拍，右转头；3～4 拍左转头；5～6 拍，右左转头；7～8 拍，回原位。反复练习 4 个 8 拍。

（五）头部绕环

【预备姿势】　面对镜子站立，双手叉腰，两脚呈小"八"字步。

【动作方法】　①第 1 个 8 拍，保持身体姿态，从左屈开始，经前屈、右屈、后屈绕环 360°。②第 2 个 8 拍，从右屈开始，经前屈、左屈、后屈绕环 360°。反复练习 4 个 8 拍。

三、手型控制练习

【基本要求】　用手腕带动手指做手型动作。①单指，拇指与中指尖搭成一个圈，示指挺直，其他两指自然内屈。生活中任何物体都可以用单指，指人不礼貌。②兰花掌，示指与环指挺直，拇指往里收。女士常用兰花掌（图 9-5）。③虎口掌，拇指张开，其他四指自然伸直。生活中常用于握手、指人、指引等（图 9-6）。④半握拳，五指自然弯曲成空心拳（图 9-7）。⑤实心拳，手指向掌心屈成一个实心拳。常用于打拳、跑步等（图 9-8）。

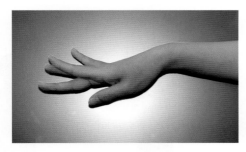

图 9-5　兰花掌

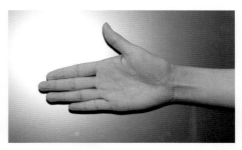

图 9-6　虎口掌

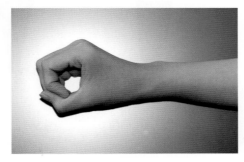

图 9-7　半握拳

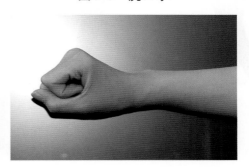

图 9-8　实心拳

【预备姿势】　基本站立姿势，两臂侧平举。

【动作方法】　1 拍，提腕；2 拍，压腕变兰花掌；3 拍，提腕；4 拍，压腕变虎口掌；5 拍，提腕；6 拍，压腕变半握拳；7 拍，提腕；8 拍，压腕变实心拳。反复练习 4 个 8 拍。

四、手臂控制练习

【基本要求】　挺胸收腹，用肘关节带动手臂做手位，眼看一点钟方向。

（一）手位练习

【预备姿势】　基本站立姿态。

【动作方法】　①手一位，两臂呈弧形体前下垂，指尖相对，掌心向内（图 9-9）。②手二位，两臂保持弧形，抬至上半身的中部（腰以上，胸以下的位置），指尖相对，掌心向内（图 9-10）。③手三位，两臂保持弧形上举至额头前上方，掌心相对（图 9-11）。④手四位，一臂弧形上举，另一臂弧形抬至上半身的中部（图 9-12）。⑤手五位，一臂弧形上举，另一臂弧形侧平举，肘关节向后，掌心向前（图 9-13）。⑥手六位，一臂弧形侧平举，肘关节向后，掌心向前，另一臂弧形抬至上半身的中部，掌心向内（图 9-14）。⑦手七位，两臂弧形侧平举，肘关节向后，掌心向前（图 9-15）。

（二）臂前屈

【预备姿势】　基本站立姿态。

【动作方法】　1 ～ 4 拍，上臂与前胸部靠近，前屈肘，前臂屈与上臂折叠，掌心向下，手指触肩峰；5 ～ 8 拍，还原。反复练习 4 个 8 拍。

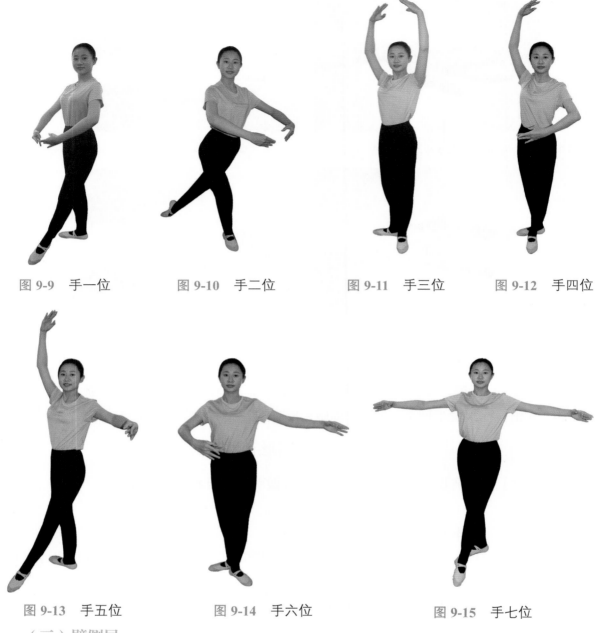

图 9-9　手一位　　　　图 9-10　手二位　　　　图 9-11　手三位　　　　图 9-12　手四位

图 9-13　手五位　　　　图 9-14　手六位　　　　图 9-15　手七位

（三）臂侧屈

【预备姿势】　基本站立姿态。

【动作方法】　1～4拍，双臂侧平举，掌心向上，侧屈肘，前臂屈与上臂折叠，手指触肩峰；5～8拍，还原。反复练习4个8拍。

第2节　把杆训练

把杆训练是一种辅助身体形态训练的平衡手段，帮助初学者较快掌握身体的重心、锻炼平衡和控制能力。

一、擦地练习

锻炼绷脚背的力量、脚踝的灵活性和腿的开度。

【基本要求】　上体保持直立状态,骨盆固定,膝盖用力伸直,在向外（前、旁、后）擦出的过程中,脚跟保持开度,渐渐用力向前顶脚背,直到脚趾着地为止。活动腿的脚尖与支撑腿的脚跟要保持在一条线上。

【预备姿势】　右手扶把杆,两脚呈小"八"字步站立。

【动作方法】　①前擦地,脚掌用力过渡到脚尖向前擦出点地,脚尽量外展,收回时以脚尖沿原先路线擦地收回,呈小"八"字步。②旁擦地,要领与前擦地相同,向旁擦出（图 9-16）。③后擦地,活动腿的脚尖先行向后擦出点地,脚尖与支撑腿的脚跟呈一直线,膝盖和脚背向外展,擦地收回时脚尖用力过渡到脚掌、脚跟。一拍一个动作,每个动作练习两个 8 拍换另一个动作。

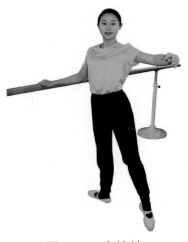

图 9-16　旁擦地

二、压 腿 练 习

（一）练习一

【基本要求】　双腿伸直,上身保持抬头、挺胸、立腰、立背形态,压腿时腹部尽量贴近大腿。

【预备姿势】　正步站立,右手扶把杆,左腿屈膝抬起,腿伸直,脚跟放在把杆上,一侧手臂三位（图 9-17）。

【动作方法】　1～2 拍,上身前倾压腿,体前与被压腿贴近,支撑腿伸直（图 9-18）；3～4 拍,还原成预备姿势；5～8 拍,反复。反复练习 4 个 8 拍。左右腿交换练习。

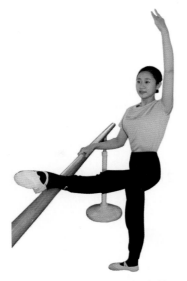

图 9-17　压腿：预备姿势

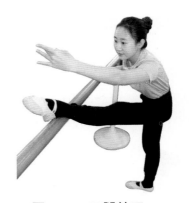

图 9-18　压腿练习一

（二）练习二

【基本要求】　抬头、挺胸、立腰、立背,旁压腿时上身侧屈。

【预备姿势】　正步侧向把杆站立,左腿屈膝抬起,腿伸直,脚跟放在把杆上,手臂托按掌位。

【动作方法】　1～2拍，上身向左旁压腿，左肩贴近小腿方向（图9-19）；3～4拍，还原成预备姿势；5～8拍，反复练习。反复练习4个8拍。换右腿练习。

三、压脚跟练习

【基本要求】　双腿伸直并拢，提踵立时以趾关节着地，压脚跟要迅速有力，上体立腰、立背、紧臀。

【预备姿势】　面对把杆站立、屈肘双手扶杆。

【动作方法】　1拍，双腿提踵立直（图9-20）；2～4拍，控制不动；5拍，双脚压脚跟，落地后成准备姿态；6～8拍，控制不动。反复练习4个8拍。

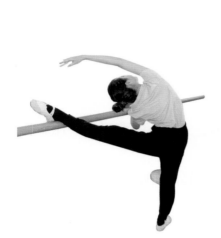

图 9-19　压腿练习二

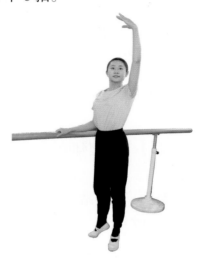

图 9-20　压脚跟练习

第 3 节　垫 上 训 练

一、腿 部 练 习

【基本要求】　紧臀、立腰，挺胸、抬头、双腿并直坐好，绷脚面。

（一）勾绷脚练习

【预备姿势】　并腿直坐、双手扶地。

【动作方法】　1～2拍，两脚同时用力勾脚（图9-21）；3～4拍，同时用力绷直脚面（图9-22）；5～8拍，反复1～4拍动作。反复练习4个8拍。

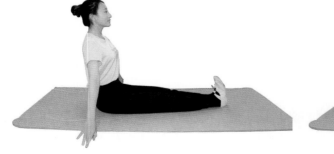

图 9-21　勾脚

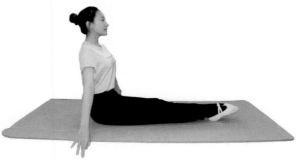

图 9-22　绷脚

（二）单脚屈伸练习

【预备姿势】　并腿直坐，双手扶地。

【动作方法】　①第 1 个 8 拍，1～2 拍，上身向后，两手撑地，同时右脚向上抬起约 15°；3～4 拍，右脚用力勾脚（图 9-23）；5～6 拍，右脚用力绷脚面（图 9-24）；7～8 拍，右脚放下还原。②第 2 个 8 拍，换左脚练习，要求同右脚。反复练习 4 个 8 拍。

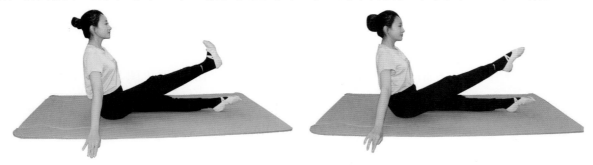

图 9-23　右脚勾脚　　　　　　　　　图 9-24　右脚绷脚

二、局部依次绕环

【基本要求】　上身保持正确姿态、舒展挺拔，手臂伸直、与肩同宽，肩部动作幅度大而明显，胸、肩、上身配合协调。

【预备姿势】　直角坐立，两臂体后撑地。

【动作方法】　①左肩绕环训练，1～4 拍，胸带动左肩经上向前绕环；5～8 拍，胸带动左肩经上向后绕环，始终目视左肩。②右肩绕环训练，与左肩训练同，目视右肩。③双肩向前绕环训练，1 个 8 拍，双肩同时经上向前绕环，同时上身逐渐前屈。胸部动作由挺胸到含胸，两臂留在体后，随着上身的前移向前移，目视前方。④双肩向后绕环训练，与上述动作相同，方向相反。

三、双手绕肩，坐位体前屈练习

【基本要求】　立腰、挺胸、抬头、双腿并直坐好，绷脚面。

【预备姿势】　并腿直坐，双腿绷直。

【动作方法】　1～2 拍，双手经前绕臂 360° 上举（图 9-25）；3～4 拍双手尽量触摸脚尖（图 9-26）；5～7 拍，控制不动；8 拍，还原。反复练习 4 个 8 拍。

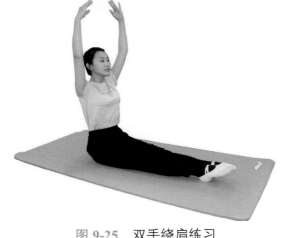

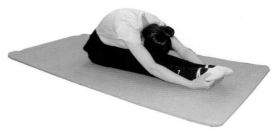

图 9-25　双手绕肩练习　　　　　　　　图 9-26　坐位体前屈练习

四、转 180° 成直腿坐

【预备姿势】　直腿坐，两手臂自然下垂。

【动作方法】　1～2 拍，两手臂前举，转体异侧，手臂平屈；3～4 拍，复原，两手前平举；5～6 拍，方向相反；7～8 拍，复原，两手平举。反复练习 4 个 8 拍。

五、分腿坐压练习

【预备姿势】　分腿坐，两臂撑地（图 9-27）。

【动作方法】　1～6 拍，上身前屈，两手从跨前依次向前撑地（图 9-28）；7～8 拍呈直角坐，两臂上举。反复练习 4 个 8 拍。

六、吸腿点地练习

【预备姿势】　并腿直坐、双脚绷直。

【动作方法】　1 拍，上身向后，右脚脚面向上抬起 45°（图 9-29）；2～4 拍，控制不动；5～6 拍，右腿屈膝，脚尖点地，头转向右方（图 9-30）；7 拍，右腿伸直用力向上，头转向前方；8 拍，还原。反复练习 4 个 8 拍。换左腿练习。

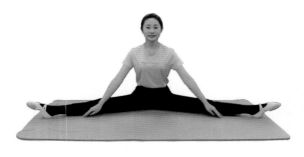

图 9-27　分腿坐压练习（1）

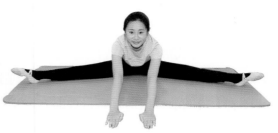

图 9-28　分腿坐压练习（2）

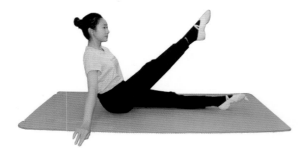

图 9-29　吸腿点地练习（1）

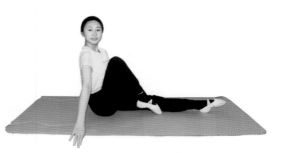

图 9-30　吸腿点地练习（2）

七、仰卧练习

（一）仰卧踢腿练习

【基本要求】　双臂上举，双腿伸直绷好，踢腿迅速，回落有控制。

【预备姿势】　平躺在地板上，双臂上举伸直（图 9-31）。

【动作方法】　1～2 拍，左脚向正前方踢出（图 9-32）；3～4 拍还原；5～6 拍，右脚向正前方踢出；7～8拍，还原。反复练习4个8拍。

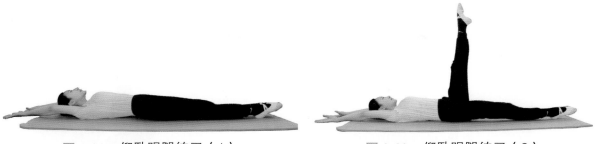

图 9-31　仰卧踢腿练习（1）　　　　图 9-32　仰卧踢腿练习（2）

（二）仰卧双举腿练习

【预备姿势】　平躺在地板上，双臂上举伸直。

【动作方法】　1～2拍，屈腿；3～4拍，双腿压腹，要求紧贴腹部，然后举至90°；5～8拍，徐徐控制放下还原。反复练习4个8拍。

（三）仰卧旁吸腿练习

【基本要求】　双臂上举伸直，旁吸腿时大小腿吸紧，髋关节放松。

【预备姿势】　仰卧平躺，双腿并拢，双手臂上举伸直（图9-33）。

【动作方法】　①第1个8拍，1～2拍，吸右腿（图9-34）；3～4拍，擦地侧分腿，（左腿不动）；5～6拍，侧吸腿；7～8拍，还原预备姿势。②第2个8拍，换左腿练习。反复练习4个8拍。

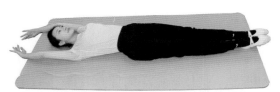
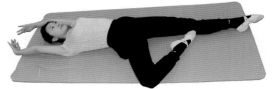

图 9-33　仰卧旁吸腿练习（1）　　　　图 9-34　仰卧旁吸腿练习（2）

（四）仰卧蹬单车练习

【基本要求】　动作大，速度较快。

【预备姿势】　仰卧。

【动作方法】　腹部收紧，颈部放松，上身不动，屈膝向身体移动双腿，双腿空中蹬单车（图9-35、图9-36）。反复练习4个8拍。

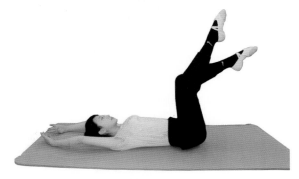
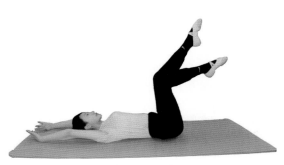

图 9-35　仰卧蹬单车练习（1）　　　　图 9-36　仰卧蹬单车练习（2）

（五）吸腿翻腿练习

【预备姿势】　仰卧平躺，双腿并拢绷直，双手掌心向上，双手臂上举伸直（图9-37）。

【动作方法】　1～2拍，向正上方吸左脚，左脚尖点地（图9-38）；3～4拍，左腿外翻90°；5～8拍，还原。反复练习4个8拍。换右脚练习。

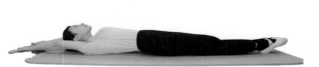 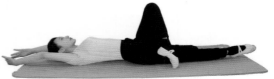

图9-37　吸腿翻腿练习（1）　　　　　图9-38　吸腿翻腿练习（2）

（六）仰卧分腿挺髋练习

【预备姿势】　腿并拢，脚尖点地（图9-39）。

【动作方法】　1～2拍，用力向上顶髋展腹（图9-40）；3～4拍，控制不动；5～8拍，还原。反复练习4个8拍。

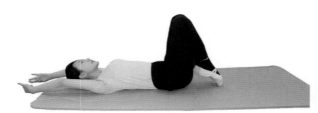 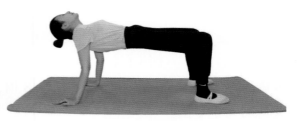

图9-39　仰卧分腿挺髋练习（1）　　　　图9-40　仰卧分腿挺髋练习（2）

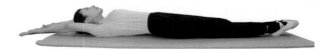

图9-41　举腿分腿练习（1）

（七）举腿分腿练习

【预备姿势】　并肩仰卧、平躺，双腿并拢，手上举至耳侧伸直（图9-41）。

【动作方法】　1～2拍，右腿绷直上举至最大限度（图9-42）；3～4拍，右腿向旁侧落下，贴于地面，髋部充分打开（图9-43）；5～8拍，还原。反复练习4个8拍。换左腿练习。

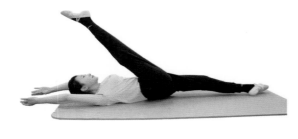 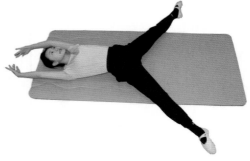

图9-42　举腿分腿练习（2）　　　　　图9-43　举腿分腿练习（3）

（八）开胯练习

【预备姿势】　仰卧平躺，双腿并拢伸直，绷脚面，双手举至耳侧（图9-44）。

【动作方法】　1～2拍，双腿沿地面旁吸腿（图9-45）；3～4拍，双腿伸直，侧分腿至最大限度（图 9-46）；5 ～ 8 拍，双腿慢慢收回至原位。反复练习 4 个 8 拍。

（九）双分腿练习

【预备姿势】 仰卧平躺，双腿并拢伸直，双手上举至耳两侧（图 9-47）。

【动作方法】 1 ～ 2 拍，双分腿至最大限度（图 9-48）；3 ～ 4 拍双腿由两侧并拢上举，绷脚面；5 ～ 8 拍，双腿控制慢慢回原位。反复练习 4 个 8 拍。

（十）仰卧起坐练习

【预备姿势】 仰卧，双腿伸直，双手双腿绷直（图 9-49）。

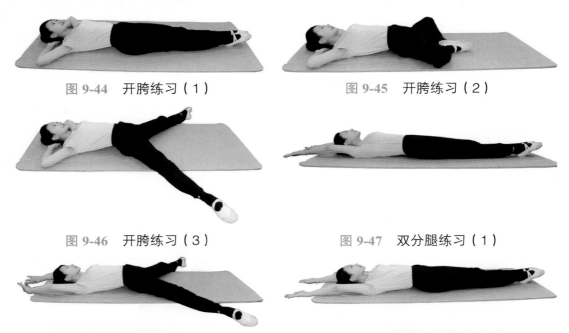

图 9-44 开胯练习（1） 　　　　图 9-45 开胯练习（2）

图 9-46 开胯练习（3） 　　　　图 9-47 双分腿练习（1）

图 9-48 双分腿练习（2） 　　　　图 9-49 仰卧起坐练习（1）

【动作方法】 1 ～ 4 拍，上身向前起身（图 9-50），脚不能动，手摸脚尖（图 9-51）；5 ～ 8 拍，控制慢慢回到仰卧位。反复练习 4 个 8 拍。

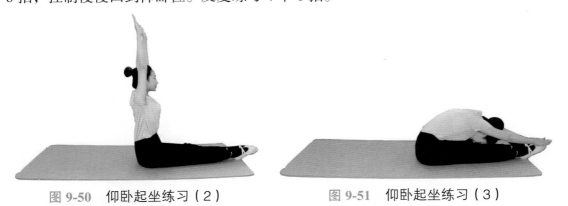

图 9-50 仰卧起坐练习（2） 　　　　图 9-51 仰卧起坐练习（3）

八、侧卧练习

（一）侧卧踢腿练习

【基本要求】 平躺侧身呈一直线，双腿伸直，绷脚面，踢腿动作迅速而有力。

【预备姿势】 右手臂伸直，掌心向下，右耳贴近手臂，身体侧卧，手臂与脚呈一直线，左手臂扶在胸前（图 9-52）。

【动作方法】   1 拍，左腿向侧上方迅速踢出（图 9-53）；2 拍，回落成预备姿势；3 ～ 8 拍，反复 1 ～ 2 拍动作。反复练习 4 个 8 拍。换右腿练习。

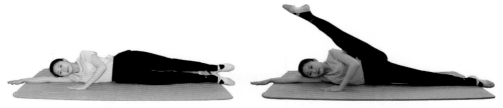

图 9-52   侧卧踢腿练习（1）   图 9-53   侧卧踢腿练习（2）

（二）侧身踢腿练习

【基本要求】   侧卧，肘部撑地，上身保持挺胸、抬头、立腰、立背的姿态（图 9-54）。

【预备姿势】   身体侧卧呈一直线，右肘撑地，手指向前，掌心向下，上臂垂于地面，左手在身体前扶地。

【动作方法】   1 拍，左腿向侧上方踢出（图 9-55）；2 拍，回落成预备姿势；3 ～ 8 拍，反复 1 ～ 2 拍动作。反复练习 4 个 8 拍。换右腿练习。

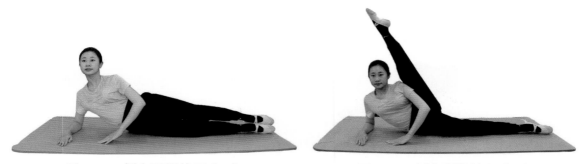

图 9-54   侧身踢腿练习（1）   图 9-55   侧身踢腿练习（2）

（三）侧身后踢腿练习

【预备姿势】   身体侧卧呈一直线，右臂屈肘撑地，左手扶地。

【动作方法】   1 ～ 4 拍，左腿屈膝吸腿至胸前（图 9-56），左手后扬；5 ～ 8 拍，左腿后踢，左手前扬（图 9-57）。反复练习 4 个 8 拍。换右腿练习。

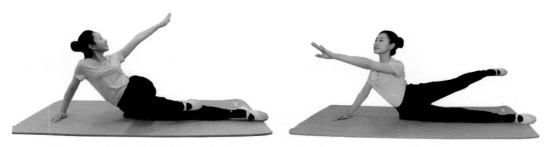

图 9-56   侧身后踢腿练习（1）   图 9-57   侧身后踢腿练习（2）

（四）侧卧侧踢腿练习

【预备姿势】   右侧卧，左腿稍屈膝置于地面，上身稍抬起，右手臂撑地，左手在体前撑地。

【动作方法】　1～2 拍，小腿屈膝（图 9-58）；3～4 拍，向上做侧踢腿（图 9-59）；5～8 拍，控制放下。反复练习 4 个 8 拍。换右腿练习。

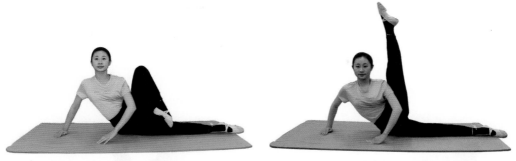

图 9-58　侧卧侧踢腿练习（1）　　　　图 9-59　侧卧侧踢腿练习（2）

九、俯卧练习

（一）胸腰练习

【预备姿势】　双手扶地俯卧，双腿伸直（图 9-60）。

【动作方法】　1～2 拍，双手臂撑直，上身后仰呈反弓状（图 9-61）；3～7 拍，控制不动；8 拍，还原。反复练习 4 个 8 拍。

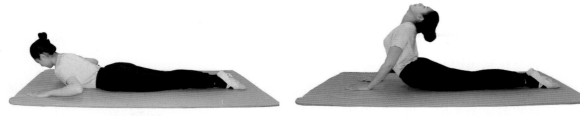

图 9-60　胸腰练习（1）　　　　　　图 9-61　胸腰练习（2）

（二）俯卧、后踢腿练习

【预备姿势】　俯卧，上身稍抬起，两前臂撑地（图 9-62）。

【动作方法】　1～2 拍，左腿向后做踢腿一次，放下；3～4 拍，反复 1～2 拍动作（图 9-63）；5～8 拍，换右腿练习。反复练习 4 个 8 拍。

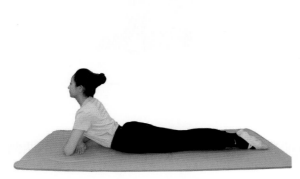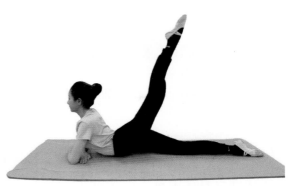

图 9-62　俯卧、后踢腿练习（1）　　　图 9-63　俯卧、后踢腿练习（2）

十、跪撑后踢腿练习

【预备姿势】　跪撑。

【动作方法】　1～2拍，左腿向前屈膝，膝靠近胸部，低头（图9-64）；3～4拍，左腿向后踢起，抬头（图9-65）；5～8拍，反复。反复练习4个8拍。换右腿练习。

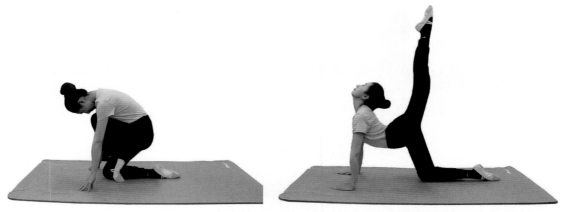

图 9-64　跪撑后踢腿练习（1）　　　　图 9-65　跪撑后踢腿练习（2）

十一、双人配合练习

（一）练习一

【预备姿势】　俯卧在垫上，双腿伸直，绷脚面。协助者立于练习者膝关节两侧，双手与练习者相互拉紧（图9-66）。

【动作方法】　1～4拍，协助者用力拉起练习者（图9-67）；5～8拍，慢慢放回俯卧位置。反复练习4个8拍，两人互换练习。

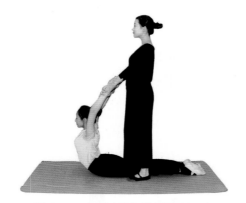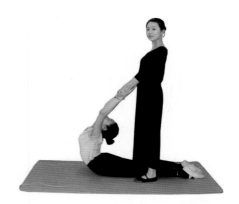

图 9-66　双人配合练习一（1）　　　　图 9-67　双人配合练习一（2）

（二）练习二

【预备姿势】　身体侧卧呈一直线，协助者面对练习者站立，两脚在练习者膝关节两侧，双手拉住练习者左手臂（图9-68）。

【动作方法】　1～2拍，用力拉练习者左臂，使其身体呈侧屈形态；3～6拍，控制不动（图9-69）；7～8拍，轻轻还原。反复练习4个8拍，两人互换练习。

十二、坐立挺腰练习

【预备姿势】　坐立，两手撑地。

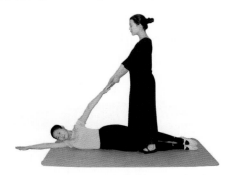
图 9-68　双人配合练习二（1）

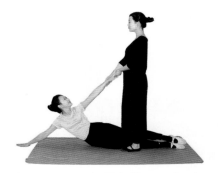
图 9-69　双人配合练习二（2）

【动作方法】　1～2拍，挺腰、仰头，上体呈反弓形（图9-70）；3～4拍，还原；5～8拍，反复练习。反复练习4个8拍。

十三、地面挺胸收腹练习

【预备姿势】　仰卧，手足并拢。

【动作方法】　1～2拍，身体伸直，挺胸收腹，手脚用力伸展（图9-71）；3～4拍，全身放松；5～8拍，双臂绕摆回体侧。反复练习4个8拍。

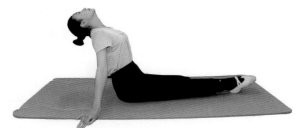
图 9-70　坐立挺腰练习

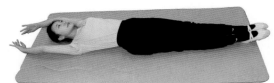
图 9-71　地面挺胸收腹练习

十四、控腿收腹练习

【预备姿势】　仰卧平躺，双手扶头，双腿并拢伸直，绷脚上举90°（图9-72）。

【动作方法】　1～4拍，上身抬起用力收腹（图9-73）；5～8拍，控制还原。反复练习4个8拍。

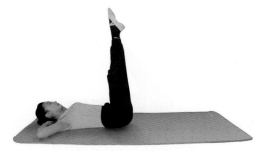
图 9-72　控腿收腹练习（1）

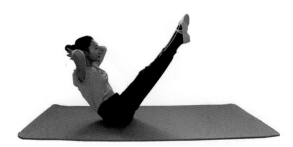
图 9-73　控腿收腹练习（2）

十五、腿的屈伸和腹肌练习

【预备姿势】　仰卧，脚绷直。

【动作方法】　1～4拍，屈膝，小腿与上身平行，脚尖绷直（图9-74）；5～8拍，膝部慢慢伸直，腿放下，脚尖绷直（图9-75）。反复练习4个8拍。

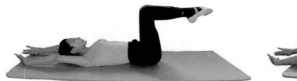

图 9-74　腿的屈伸和腹肌练习（1）　　图 9-75　腿的屈伸和腹肌练习（2）

十六、双手抱膝练习

（一）练习一

【预备姿势】　全身放松、仰卧。

【动作方法】　①第1个8拍，1～2拍，吸气，屈左腿，两手放在膝盖两侧，右腿放松（图9-76）。②第2个8拍，控制不动。③第3个8拍与第4个8拍，换右腿练习。

（二）练习二

【预备姿势】　仰卧，两臂夹头，两手叠放，掌心向上，腿夹紧，脚绷直。

【动作方法】　1～4拍，坐直，身体向前下压，同时勾脚尖，吸气，两手用力拉脚趾，身体尽量下压，慢慢抬头，再低下；5～8拍，控制不动（图9-77）。反复练习4个8拍。

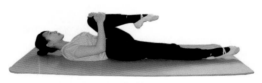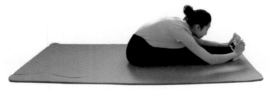

图 9-76　双手抱膝练习（1）　　　图 9-77　双手抱膝练习（2）

十七、坐撑举腿下腹肌练习

【预备姿势】　并腿直角坐，两手撑地。

【动作方法】　1～2拍，左脚用力上举（图9-78）；3～4拍，右脚用力上举（图9-79）；5～6拍，双脚用力举起（图9-80）；7～8拍，控制慢慢放下。反复练习4个8拍。

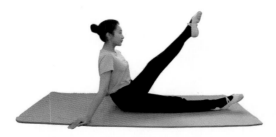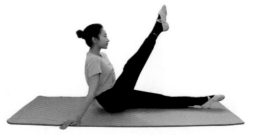

图 9-78　坐撑举腿下腹肌练习（1）　　图 9-79　坐撑举腿下腹肌练习（2）

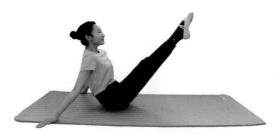

图 9-80　坐撑举腿下腹肌练习（3）

十八、骨盆上举练习

【预备姿势】　平躺于垫上，挺胸、收腹，双腿并拢向正上方吸腿（图 9-81），双脚着地。

【动作方法】　1～4 拍，用力顶髋展腹（图 9-82）；5～8 拍，还原。反复练习 4 个 8 拍。

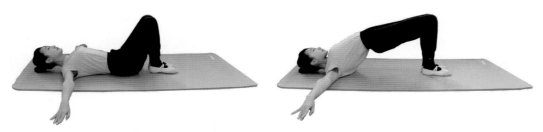

图 9-81　骨盆上举练习（1）　　　　图 9-82　骨盆上举练习（2）

十九、撑地挺髋练习

【预备姿势】　屈腿坐撑，脚点地。

【动作方法】　1～2 拍，两腿弯曲，脚尖点地（图 9-83）；3～4 拍，向上挺髋，屈腿仰撑，脚跟提起（图 9-84）；5～8 拍，反复练习。反复练习 4 个 8 拍。

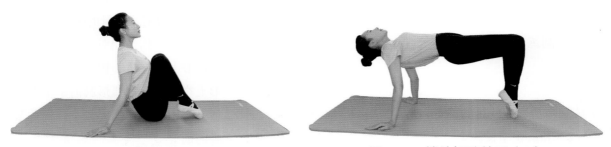

图 9-83　撑地挺髋练习（1）　　　　图 9-84　撑地挺髋练习（2）

二十、后提腿收臀练习

【预备姿势】　双膝跪地，低头，含胸，双手撑地。

【动作方法】　1～2 拍，左脚用力向后上方踢出伸直，大腿尽量高抬（图 9-85）；3～4 拍，还原；5～8 拍，反复练习。反复练习 4 个 8 拍，换右腿练习。

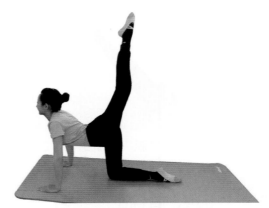

图 9-85　后提腿收臀练习

链接

形体训练注意事项

　　为保障练习者的安全，训练最好在饭后 1 小时进行。训练前，练习者需做好准备活动，穿有弹性的紧身服装或宽松的休闲服、体操鞋、舞蹈鞋或健身鞋；训练时，不要佩戴饰物，以免发生伤害事故；训练后，应适当放松训练部位的肌肉，以防次日肌肉酸痛，同时如大量出汗应远离空调，待汗液散去后再外出，以防感冒。

自　测　题

一、名词解释

徒手训练

二、填空题

1. 形体基本功训练包括_____、_____、_____。

2. 手型控制练习中掌分为_____、_____、_____、_____。

三、单选题

1. 形体基本功训练的目的不正确是

　　A. 改善和矫正不良体态

　　B. 提高人的动作灵活性

　　C. 提高形体表现能力

　　D. 培养正确的身体姿势

　　E. 加强个人品格的修养

2. 手位练习在形体训练中起着重要作用，其中对手二位描述正确的是

　　A. 两臂体前下垂，指尖相对，掌心稍向内

　　B. 两臂保持弧形，抬至上半身的中部（腰以上、胸以下的位置），指尖相对，掌心向内

　　C. 两臂保持弧形上举，掌心相对

　　D. 一臂弧形上举，另一臂弧形胸前平举

　　E. 一臂弧形上举，另一臂弧形侧举，肘关节向后，掌心向前

四、简答题

双腿站姿的基本要求是什么？

参 考 文 献

高燕，2014. 护理礼仪与人际沟通 . 3 版 . 北京：高等教育出版社 .

耿洁，2008. 护理礼仪 . 2 版 . 北京：人民卫生出版社 .

黄建萍，2015. 现代护士实用礼仪 . 3 版 . 北京：人民军医出版社 .

梁银辉，2004. 护士礼仪 . 北京：高等教育出版社 .

刘桂瑛，2011. 护理礼仪 . 2 版 . 北京：人民卫生出版社 .

秦东华，2014. 护理礼仪与人际沟通 . 北京：人民卫生出版社 .

王颖，2016. 医护礼仪与形体训练 . 北京：科学出版社 .

位汶军，2009. 护理礼仪与形体训练 . 北京：中国医药科技出版社 .

朱莉娅·鲍尔泽·瑞丽，2010. 护理人际沟通 . 隋树杰，董国忠译 . 6 版 . 北京：人民卫生出版社 .

自测题单选题参考答案

第1章

1. C 2. D

第2章

1. A 2. E 3. E 4. D

第3章

1. C 2. E 3. E 4. D

第4章

1. C 2. C 3. A 4. C

第5章

1. D 2. A 3. C 4. C 5. B 6. D 7. A 8. D 9. A

第6章

1. D 2. D 3. E 4. C

第7章

1. C 2. D 3. C

第8章

1. D 2. B 3. A 4. C 5. A 6. B 7. C

第9章

1. E 2. B